Dr Laurent ARNAUD
Yannick VÉRITÉ

Pourquoi eux et pas nous ?

D'autres réponses à l'infertilité

Préface et postface du Dr Eduard Van Den Bogaert
Avec la collaboration de Caroline ARNAUD

Editions Quintessence

L'association « L'Or en Nous » a été créée en hommage au Dr Laurent Arnaud par son épouse et développe des actions humanitaires dans l'esprit de leur projet commun. Une partie de ses droits sera reversée à des missions humanitaires.

facebook : L'Or en Nous

contactlorennous@gmail.com

Rue de la Bastidonne - 13678 Aubagne Cedex - France

Tél. (+33) 04 42 18 90 94 - Fax (+33) 04 42 18 90 99

www.editions-quintessence.com

ISBN 978-2-35805-188-0

Remerciements

À tous les patients et patientes qui nous ont fait confiance et nous ont permis de mieux comprendre l'alchimie de la grossesse.

Aux couples qui nous ont sensibilisés au rude chemin de la grossesse et qui, par leur humilité, leur pugnacité, leur opiniâtreté nous ont appris à les accompagner dans le respect.

À nos professeurs qui nous ont enseignés.

Dédicaces

Pour Laurent

À Caroline, ma femme qui m'accompagne dans cette aventure. Je la remercie de ses conseils, ses encouragements et la relecture.

À la mémoire de mes parents, de ma tante Odette.

À mes enfants et beaux-enfants.

Pour Yannick

À Laurent qui a traversé son épreuve avec tant de courage.

À la vie.

Tous les mots suivis d'un astérisque sont définis dans le lexique situé en fin d'ouvrage (p. 123).

Hommage

À toi Laurent.

Cette collaboration de travail, qui ne représente qu'une ébauche de l'œuvre que tu t'apprêtais à mener, avait pour objectif de promouvoir une autre manière d'approcher la santé.

Tu t'autorisais enfin à dépasser tes représentations de médecin traditionnel ancrées par toutes ces années d'études, et centrées essentiellement sur les symptômes physiques, pour aller vers une considération plus profonde et globale des soins incluant l'être dans sa totalité.

Ayant compris à travers ton expérience personnelle que les maux de l'âme pouvaient être initiateurs de maladies, tu n'as cessé de travailler à comprendre leurs décodages, de te former, et de chercher les liens dans ta spécialité gynécologique et obstétrique entre les difficultés de l'être et l'apparition des maladies.

À titre posthume, tu nous laisses ce livre coécrit qui était le point de départ de nouvelles perspectives professionnelles.

Un des outils puissants qui t'a permis de modifier le cours de certains événements importants que tu subissais a été la compréhension des liens entre le poids des ancêtres et leurs impacts dans notre vie.

À travers ce travail laborieux, riche d'enseignements, tu as pu constater combien tu pouvais agir sur ton destin, en mettant à la lumière les scénarios répétitifs que tu vivais en lien avec ton histoire personnelle. Tu as alors courageusement entrepris un travail de réparation, osant remettre chaque personne, chaque situation à la place qui lui revenait, au risque de déplaire. Tu as aussi appris à comprendre la sagesse de la maladie, cette idée qu'elle est un « mal-à-dire », convaincu que la guérison est d'abord celle de l'âme. Que la maladie n'est qu'un message ultime supplémentaire après de nombreux autres passés sous silence, pour mettre en évidence l'urgence d'une prise de conscience, de la nécessité d'un changement de vie.

Tu avais surtout compris l'importance d'être à l'écoute de tes aspirations profondes et combien ton éducation avait été un frein pour parvenir à t'ouvrir aux messages de ton cœur. Pourtant tu pensais être dans cette démarche, conscient de tes besoins de changement, d'ouverture, tu t'étais autorisé à changer de vie, tu avais ensuite réduit tes activités professionnelles mais tu ne t'autorisais pas à t'intéresser encore à tes aspirations profondes, tu ne t'autorisais pas à réaliser pleinement tes dons.

La maladie t'a obligé à cheminer sur cette voie, et tu as alors pu profiter un temps du bonheur d'aller vers ta sensibilité et laisser exprimer ces qualités de cœur déjà très présentes pour les autres et qui te caractérisaient si bien.

Mais enfin, tu les tournais vers toi, lâchant ton hypercérébralité et cherchant à rencontrer l'enfant intérieur blessé auquel tu ne t'étais jamais intéressé, tu parvenais à prendre du plaisir pour toi, à te respecter et à te faire respecter dans tes choix de vie, à écouter tes besoins, tu prenais enfin « Ta » place en confiance.

Tu étais à la recherche de plus de vérité dans ta vie, de plus de sincérité dans tes relations et ne craignais plus de t'éloigner de ceux que tu savais ne pas remplir le cahier des charges, t'autorisant par contre de nouvelles rencontres plus en accord avec tes véritables aspirations.

Ainsi tu réglais tes comptes, avec beaucoup de dignité et de courage et tu apprenais à te pardonner d'avoir autant enduré de l'extérieur, ce non-respect de ta personne.

Tu es parti sans peurs. Ayant dépassé la colère de ton départ anticipé, tu abordais cette nouvelle étape avec la sagesse qui caractérise les Grands de ce monde, tu t'étais préparé à ta fin de vie sur Terre.

Tu savais que tu allais continuer ailleurs dans une autre dimension.

Tu as laissé un chantier ouvert, plein de promesses et de devenir pour de nouvelles orientations des soins et notamment sur un sujet qui te tenait à cœur, celui d'aider les couples en mal d'enfants par une approche plus humaniste.

Tes dernières années ont été consacrées à ton accomplissement et tu envisageais de nouvelles collaborations professionnelles, plus en accord avec toi-même. Nous poursuivrons cette mission, guidés par tes pas.

Je veux rendre publiquement hommage à l'homme hors du commun que tu étais et qui a marqué ma vie laissant une empreinte indélébile. J'espère être parvenue à te persuader combien tu étais un être extraordinaire, un mari merveilleux, avec des dons qui n'attendaient que toi pour être mis à la lumière.

Papa et beau papa attentif, tu étais comblé par ce cadeau merveilleux que t'avait fait quelques mois auparavant ta fille, de devenir grand père...

Tu étais aussi un ami fidèle, médecin dévoué et un professionnel doté d'une véritable éthique...

Notre vie a été intense, faite d'un bonheur infini et d'échanges complices, toujours en chemin, mais entrecoupée de moments de grande souffrance liée à la maladie. Ensemble nous avons combattu. Notre amour ne cessant de grandir et de nous faire grandir au gré des épreuves. Nos chemins ne sont que momentanément interrompus.

Cela a été un bonheur de chaque instant sur cette Terre d'avancer à tes côtés et partager ta vie, une autre direction nous attend désormais, ailleurs, transcendant le corps matière pour accéder à une nouvelle dimension.

Avec tout mon amour,

Ton épouse Caroline.

Préface

Pourquoi certains couples n'ont-ils pas la chance d'avoir un enfant alors que d'autres oui ?

Est-ce vraiment une malchance ou est-ce biologiquement bien fait ?

Pour étayer cette question un brin provocatrice je prendrai le décryptage d'un dessin de Michel Ocelot apparemment destiné aux enfants inspiré d'un conte africain, *Kirikou et la sorcière Karaba*.

Kirikou est un petit garçon surdoué capable de parler dès le sein maternel, de courir très vite et de déjouer croyances et superstitions mais atteint d'un nanisme.

Son village natal est frappé de malédiction. Une méchante sorcière *stérile et célibataire* a transformé tous les hommes du village en statues pour les rendre impuissants et volé tous les bijoux des femmes pour les faire payer !

Kirikou qui a l'intelligence du cœur très vive, ne peut se résoudre aux explications du seul vieillard et des mères du village. À défaut de pouvoir lui répondre, sa mère lui suggère d'aller demander au grand-père très sage le **secret transgénérationnel**.

Au terme d'un périple, Kirikou apprend de son grand-père que la sorcière est méchante car elle souffre de l'épine plantée dans son dos.

Une image suggère alors une fraction de seconde que petite fille, elle a été abusée sexuellement et collectivement par les hommes du village sans que les femmes ne viennent à son secours.

Sa douleur refoulée l'a poussée en étant adulte à se venger des hommes et des femmes du village.

Kirikou n'écoutant que son cœur ose arracher de ses dents l'épine dans un cri de douleur refoulée effroyable.

Karaba enfin libérée, devient fertile et plein de gratitude pour Kirikou qui lui demande de l'embrasser.

Ayant été victime de pédophilie, il lui est difficile d'embrasser un enfant.

Mais en l'embrassant, elle libère une malédiction des hommes biologisée dans le nanisme de Kirikou.

Kirikou peut devenir un homme adulte, puissant, fertile et respectueux des enfants et des femmes.

Kirikou et Karaba peuvent après cette double guérison former un couple fertile et heureux.

La guérison spontanée des infertilités nécessite donc de faire la lumière sur les secrets de famille (généalogie et périnatalité) qui empêchent l'union amoureuse des hommes et des femmes pour pérenniser l'humanité.

Dr Eduard VAN DEN BOGAERT
(Homéopathe, créateur de l'Homsham).

Introduction

Cet ouvrage naît d'un constat révélant qu'après avoir exploré toutes les propositions médicales de la prise en charge de l'infertilité, nombre de couples restent encore dans la situation douloureuse de l'échec de la grossesse.

Il veut aussi relativiser une forme de responsabilisation culturelle et sociétale qui attribue souvent à la femme la responsabilité des problèmes liés à la difficulté de procréer.

La conception d'un enfant c'est d'abord l'histoire d'un ovule et d'un spermatozoïde. L'homme au même titre que la femme est impliqué dans le projet de conception.

Nous souhaitons dans ce livre pouvoir apporter d'autres formes de réponses aux couples en mal d'enfants et ayant épuisé les propositions de la médecine.

En effet, à la confrontation de leurs expériences et pratiques respectives dans le domaine, les auteurs ont voulu rendre compte d'autres solutions dont ils peuvent témoigner de l'efficacité.

Pourquoi certains couples ont des enfants facilement et d'autres non ?

Sur deux sœurs, la cadette a déjà deux enfants alors que l'aînée n'arrivant pas à avoir de bébé suit une aide médicale à la procréation. Quelle peut bien en être la raison ?

Quand parler d'infertilité ?

Quand déclencher les investigations en cas d'infertilité ?

Quand s'arrêter de traiter en l'absence de résultat ?

La cause trouvée suffit-elle à expliquer l'infertilité ?

Sera-t-elle traitée définitivement ?

La médecine conventionnelle n'arrive pas toujours à répondre à toutes ces questions.

Existe-t-il d'autres lectures ?

Pour faire un enfant, il faut un ovule et un spermatozoïde, jusque-là nous ne vous apprenons rien. La rencontre du spermatozoïde avec l'ovule est une alchimie qui nécessite des facteurs très précis. Quand tout se déroule bien, on ne s'occupe pas de savoir ce qui se passe, même si les cours de sciences naturelles nous ont appris un jour comment tout cela fonctionnait. Mais quand l'enfant ne paraît pas et que l'inquiétude pointe, on se rend compte de la complexité des phénomènes de procréation.

Avant d'essayer de comprendre pourquoi il n'y a pas de grossesse, nous allons dans cet ouvrage nous intéresser à comment elle survient.

Une partie sera donc consacrée à étudier les paramètres physiologiques de la procréation et à leurs explorations.

Ce livre va vous permettre d'élargir vos connaissances afin de vous aider à voir plus clair sur ce qui vous empêche d'avoir un enfant.

Avertissement

Cet ouvrage est le fruit de la collaboration entre deux praticiens, un gynécologue obstétricien ouvert à d'autres pratiques thérapeutiques que la sienne et un ostéopathe bioénergéticien pratiquant les approches holistiques.

Il ne dispense en rien du dialogue singulier entre le couple et le médecin.

Il se veut accompagner la démarche du couple en recherche d'explication sur le fonctionnement de l'organisme dans la recherche de la grossesse.

Il reste ouvert à discussion, néanmoins il est le reflet de notre compréhension actuelle et d'une longue expérience clinique en la matière.

Il existe volontairement certaines redites dans certains chapitres sur des sujets importants. Les dessins et schémas se veulent les plus simples possible dans un but de compréhension optimale. Ils ne se veulent être nullement choquants et reflètent une réalité anatomique orientée vers la démonstration.

L'attitude et la chronologie des investigations sont celles communément admises mais peuvent comporter des variations selon les praticiens.

Cet ouvrage est constitué de deux parties, la première faisant le point sur ce qui est reconnu par la médecine conventionnelle, la deuxième sur ce qui est méconnu ou ignoré par cette dernière car ne faisant pas l'objet d'études cliniques mais pratiqué quotidiennement par les médecines alternatives et ayant des résultats attestés chez nombre de couples.

Cet ouvrage ne remplace pas une consultation médicale du couple.

Il a donc pour mission de faire le pont entre deux mondes qui existent mais s'ignorent trop souvent, ceci dans le seul but d'aider le plus largement possible les couples pris dans l'angoisse d'une grossesse qui ne vient pas.

Il n'y a aucun parti pris ni pour l'une ni pour l'autre des approches de l'infertilité, l'intention des auteurs étant de faire connaître le plus grand éventail possible d'approches thérapeutiques en la matière.

Ce que nous dit la médecine

La définition de l'OMS de l'infertilité est la suivante : c'est l'incapacité pour un couple, de procréer ou de mener une grossesse à terme après un an ou encore l'incapacité de concevoir.

Elle peut être primaire, le couple n'a jamais eu de grossesse, ou secondaire s'il y a déjà eu une grossesse au moins.

La notion d'infertilité se réfère donc au couple et pas à l'un des deux seulement. Lorsqu'un couple se constitue, même si au moins l'un des deux partenaires a eu une grossesse et que ce nouveau couple n'en obtient pas, on parle alors d'infertilité primaire. L'exploration des deux doit se faire conjointement, d'autant plus si une exploration invasive (exploration à risque) était préconisée pour l'un d'eux.

Les conditions de démarrage de la grossesse

SCHÉMATISATION DU PARCOURS DES GAMÈTES

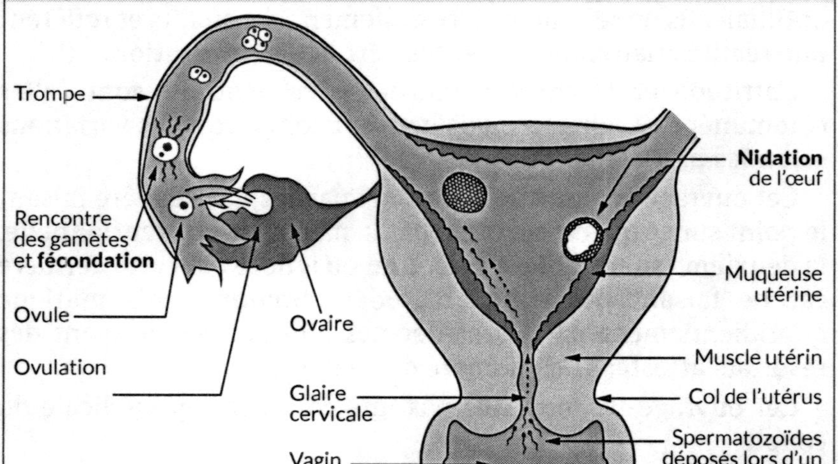

Les spermatozoïdes constitués dans le testicule et stockés dans les vésicules séminales sont émis lors de la relation sexuelle au fond du vagin au contact du col de l'utérus et de sa glaire. Ils remontent dans la glaire pour cheminer dans la cavité utérine. Ils sont dirigés par leur propre mobilité et par des fluides vers les trompes qu'ils gagnent pour les suivre jusqu'à l'ampoule au contact de l'ovaire. Là, à l'ovulation, l'ovaire a libéré un ovule d'un côté ou de l'autre si l'on est à la période fertile.

C'est là que la fécondation a lieu. L'œuf ainsi constitué chemine en quelques jours vers la cavité utérine. La nidation peut avoir lieu.

Les étapes sont donc nombreuses et font appel à des organes différents et fonctions complémentaires sur un fond de régulation hormonale.

À chacune de ces étapes correspond classiquement une possible cause d'infertilité dont la mise en évidence par le bilan permettra soit sa correction soit conduira à faire appel à des techniques de fécondation extracorporelle.

Inversement, la fertilité, pour être optimale, nécessite la bonne intégrité des appareils génitaux, leur bon fonctionnement dans un organisme sain.

Nous allons décrire tour à tour chacun des facteurs en place.

Les paramètres féminins de la fertilité

Le vagin

C'est un conduit unique médian soutenu par des muscles qui relie la vulve au col de l'utérus. C'est là que se fait la pénétration lors de la relation sexuelle et au fond duquel est collecté l'éjaculat. On y trouve des sécrétions vaginales, cervicales et utérines. C'est par là que s'écoulent les règles. C'est aussi le lieu de passage du fœtus et des annexes lors de l'accouchement. Il est sous influence des hormones* du cycle.

En savoir plus...

C'est un organe impair entre l'urètre et la vessie en avant et le rectum en arrière. Sa direction, debout se fait d'avant en arrière et de bas en haut. Il est aplati, mesure huit centimètres environ. Sa paroi est extensible et élastique.

En outre il constitue un hamac qui soutient la vessie et l'urètre. Sa lubrification est assurée par du mucus sécrété par le col de l'utérus, par des sécrétions venant de la cavité utérine et par du liquide issu de la paroi vaginale. Dans sa partie proche du périnée se situe l'hymen. L'hymen est une fine membrane très souple, en forme de corolle, qui sépare la cavité vaginale de la vulve. L'obturation est partielle, la membrane laisse passer le sang des règles. Il est rompu lors de la première relation sexuelle avec pénétration. Cette partie de l'anatomie féminine n'a aucune fonction spéciale.

L'APPAREIL GÉNITAL FÉMININ EN COUPE FRONTALE

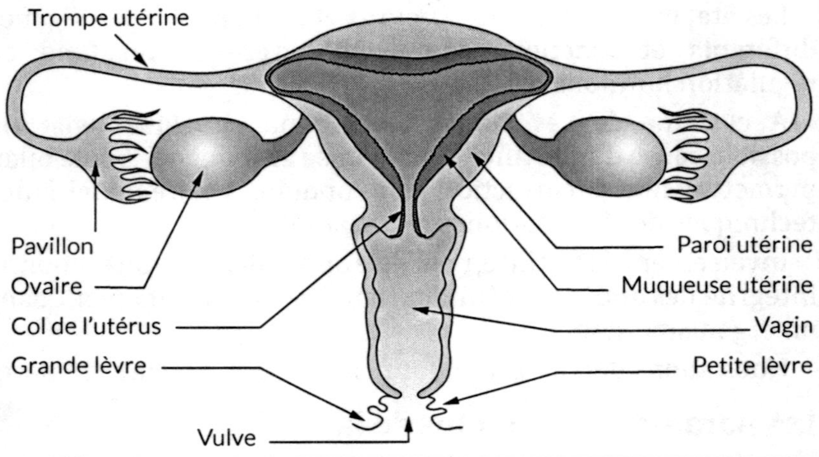

L'influence hormonale conditionne la sécrétion et la souplesse de la paroi vaginale. Elle sera maximale en période pré-ovulatoire et ovulatoire et moindre en dehors. À l'approche de la ménopause la sécrétion diminue et peut s'observer une sécheresse vaginale. Les traitements hormonaux peuvent aussi modifier sécrétion et paroi vaginale. C'est le cas de la pilule contraceptive et de certains traitements oraux inducteurs de l'ovulation.

La flore vaginale

Le vagin n'est pas un milieu stérile et il est en communication avec l'extérieur. C'est un écosystème qui protège contre les infections mais qui est fragile.

La cavité vaginale est colonisée par une flore bactérienne physiologique. Sous l'influence des hormones œstrogéniques à la puberté, les sécrétions vaginales s'accroissent et la flore devient celle d'une femme adulte. La flore est composée essentiellement de bactéries appelées lactobacilles. Ces lactobacilles sont divers (essentiellement *Lactobacillus crispatus*, *Lactobacillus gasseri*, *Lactobacillus jensenii* et *Lactobacillus iners*) et constituent la flore de Doderlein.

Leur numération peut aller jusqu'à dix millions par millilitre. Ils ont une parenté avec les bacilles utilisés pour la fabrication de yaourt. Ces bacilles sécrètent du peroxyde d'hydrogène et de l'acide lactique ce qui permet d'assurer la protection du vagin. Cela empêche la multiplication d'autres germes pathogènes. L'acide lactique maintient l'acidité vaginale dans un pH autour de 4/4,5. Ils constituent aussi un film protecteur sur la muqueuse vaginale.

Il existe d'autres germes en bien moindre quantité : garnerella, mycoplasme, streptocoque, staphylocoque, champignons, colibacilles... Ces germes n'ont pas les propriétés du lactobacille.

La flore vaginale appartient au milieu vaginal qui est en outre composé d'une phase liquide (eau, glaire cervicale, sudation vaginale, liquide endométrial) et d'éléments solides (globules blancs, cellules de la muqueuse vaginale, du col et de l'endomètre).

Diverses situations peuvent perturber soit l'acidité soit les lactobacilles :

- Le stress, les antibiotiques détruisent indistinctement bonnes et mauvaises bactéries et n'agissent pas sur les champignons.
- La toilette vaginale, les douches vaginales, les savons inadaptés, la trop grande fréquence des toilettes.
- La tenue vestimentaire : les collants, les pantalons serrés favorisent humidité et macération.
- Certains sports : natation, équitation...
- Certaines maladies : diabète sucré, maladies de la thyroïde.
- Les modifications hormonales : grossesse, ménopause, cycle menstruel, hormones contraceptives (pilules).
- Les spermicides, l'oubli de tampon, le préservatif, le tabac.

L'importance de chacune de ces situations est variable selon la femme, et peuvent aussi s'associer.

Une situation particulière modifiant l'acidité est la relation sexuelle sans préservatif. Le sperme présent dans le vagin est basique. Il déséquilibre momentanément la flore. C'est la raison pour laquelle quelques heures après une relation sexuelle, une odeur forte peut provenir du vagin, odeur qui n'est ni celle des sécrétions vaginales, ni celle du sperme lui-même, mais celle de germes qui profitent de cette baisse transitoire d'acidité pour se multiplier. Un vagin en bonne santé retrouve vite son acidité naturelle et repousse rapidement ces microbes.

La toilette intime interne après les relations sexuelles de ce fait est à éviter.

Elle contribue à empêcher à l'acidité vaginale de retrouver son équilibre.

Une toilette externe suffit, à l'eau pure.

Ces situations peuvent conduire soit à un déséquilibre de la flore et on parle alors de vaginose, soit d'infection et il s'agit d'une vaginite due à un germe déjà présent ou bien apporté par la relation (MST*).

Une exploration, le score de Nugent, permet d'établir l'importance du déséquilibre de la flore dans la vaginose. Suite à un prélèvement au fond du vagin avec un écouvillon, il s'agit de l'étude au microscope des germes. Selon leur type, on peut établir un score de ces éléments, dont les combinaisons sont le score de Nugent.

Scores bactériologiques dans la vaginose bactérienne			
Score	**Lactobacillus spp**	**Gardnerelle et Bactéroïdes**	**Mobiluncus**
0	++++	0	0
1	+++	+	+/++
2	++	++	+++/+++
3	+	+++	
4	0	++++	

Interprétation

Le score est calculé en pratiquant la somme des scores obtenus pour les différents morphotypes bactériens observés.

On peut ensuite, à partir du score calculé, catégoriser la flore vaginale en trois groupes différents (tableau suivant) :

- **Groupe 1** (score compris entre 0 et 3) : flore normale. Prédominance de lactobacilles parfois associés à d'autres morphotypes bactériens mais présents en petite quantité.
- **Groupe 2** (score compris entre 4 et 6) : flore intermédiaire. Les lactobacilles sont peu abondants associés à d'autres

morphotypes peu diversifiés présents en quantité relativement limitée. Il s'agit d'une flore vaginale altérée mais dont l'aspect bactériologique n'est pas en faveur d'une vaginose bactérienne.

- **Groupe 3** (score compris entre 7 et 10) : flore évocatrice d'une vaginose bactérienne. Disparition des lactobacilles au profit d'une flore de type anaérobie abondante et polymorphe, avec présence éventuelle de vibrions et/ou de *clue-cells*.

Critères de classification de la vaginose bactériologique selon le score bactériologique		
Groupe	**Score**	**Classification**
1	0 à 3	Flore normale
2	4 à 6	Flore intérmediaire
3	7 à 10	Vaginose bactérienne

Le col de l'utérus

COL DE L'UTÉRUS ET ZONE DE RISQUE DE CANCER DU COL

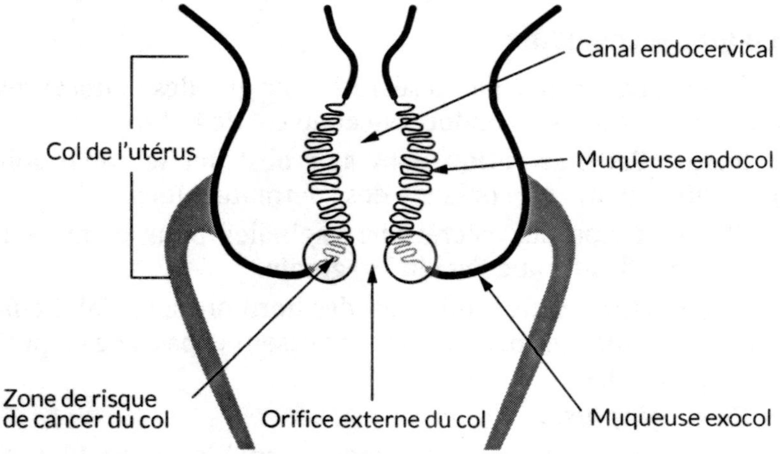

Source : http://www.docvadis.fr/oncologie-baclesse/page/maladie_traitements/cancers_de_l_uterus/

C'est la partie inférieure et rétrécie de l'utérus qui fait saillie dans la cavité vaginale et autour duquel s'attache l'extrémité interne du vagin. Le col présente en son centre un orifice appelé orifice externe du col. Cet orifice est relié à la cavité utérine par le canal endocervical. Ce canal est le lieu de la sécrétion de glaire variable selon le moment du cycle.

En savoir plus...

À sa périphérie s'insère le vagin qui, en arrière, constitue un élargissement appelé cul-de-sac postérieur. C'est là que se retrouve le sperme après éjaculation intravaginale. C'est la aussi que la glaire s'écoule lorsqu'elle est à l'ovulation.

L'orifice du canal endocervical est sous influence des œstrogènes qui favorisent une ouverture à l'ovulation ainsi que son assouplissement. En dehors de cette période, l'orifice est plus petit (c'est un paramètre du score d'Insler).

Il est revêtu de deux épithéliums différents. L'un endocervical de type glandulaire sécrétant la glaire ; l'autre exocervical. À la surface intravaginale du col, entre ces deux revêtements, se situe une ligne d'affrontement des deux tissus. C'est le lieu du développement du cancer du col.

C'est donc à la surface que se fait le frottis cervical de dépistage du cancer du col. C'est aussi un lieu où inflammation et infection peuvent troubler la glaire.

Le col est exploré par la colposcopie.

La glaire cervicale

Elle est constituée par la sécrétion de glandes endocervicales situées dans le canal endocervical du col de l'utérus.

Rôle : Cette sécrétion peut soit obstruer le canal soit au contraire favoriser le passage des spermatozoïdes.

Elle participe aux sécrétions vaginales pour gérer la flore vaginale. Elle atténue l'acidité vaginale.

Régulation : Sous l'influence des hormones, la glaire change d'organisation. Les œstrogènes favorisent le passage en période péri-ovulatoire.

En savoir plus...

La glaire se présente comme les mailles d'un filet. Sous l'influence des œstrogènes le maillage se desserre, libère le passage et oriente les spermatozoïdes dans leur mouvement rectiligne vers la cavité utérine.

En dehors de cette période, le maillage se resserre empêchant ce passage. La progestérone intervient en période post-ovulatoire.

En période infertile, la sécrétion de cette glaire peut être collante et peu abondante. Elle est peu filante lorsqu'on cherche à l'étirer. Elle est de couleur blanche Au fur et à mesure des jours, la glaire devient plus filante, humide et transparente. À un certain moment, elle est très humide s'écoulant avec facilité. Elle est aussi filante lorsqu'on l'étire et cela jusqu'à dix centimètres. Elle est transparente. C'est le moment de plus grande fertilité ou les œstrogènes ont optimisé la glaire. Quarante-huit heures après, sous l'influence de la progestérone, la glaire s'appauvrit, devient blanche et collante. La période fertile est passée.

La cavité utérine

L'utérus est un organe impair médian, creusé d'une cavité et constitué de fibres musculaires. Sa forme rappelle un cône dont la pointe correspond au col et à sa base s'implantent les deux trompes.

En savoir plus...

L'utérus peut être penché en avant, on dit alors que l'utérus est antéversé, ou penché en arrière il est alors retroversé. La cavité utérine est de forme triangulaire. Elle est recouverte d'une muqueuse appelée endomètre. Elle subit une influence hormonale cyclique qui la prépare à la nidation et conduit aux règles en l'absence de grossesse. L'épaisseur de la paroi de l'utérus est essentiellement constituée par des fibres musculaires. Leurs arrangements permettent des contractions utérines qui, en dehors de la grossesse, font circuler des sécrétions séreuses de l'endomètre. Au terme de la grossesse, ce sont les contractions utérines qui font dilater le col et poussent le fœtus hors de l'utérus.

Les trompes de Fallope

Ce sont des formations tubulaires aux nombres de deux, de part et d'autre de l'utérus au niveau des cornes utérines. C'est le lieu de passage des spermatozoïdes dans leur progression vers l'ovaire. C'est aussi là que la fécondation a lieu et que passe l'œuf fécondé pour rejoindre la cavité utérine.

En savoir plus...

Elles sont composées de quatre parties. Une première dans l'épaisseur de la paroi utérine, la plus fine d'un millimètre de diamètre, une seconde rectiligne de trois à quatre centimètres rectiligne, puis l'ampoule de sept à huit centimètres de long. Enfin le pavillon, comme un entonnoir s'ouvre par un orifice. Cet entonnoir possède une quinzaine de franges en direction de l'ovaire. Dans l'ensemble la trompe est très souple. Dans la lumière, ont lieu des sécrétions séreuses qui nourrissent la muqueuse et il existe des cellules ciliées donnant un sens au mouvement liquidien dans la lumière de la trompe. Elles aident au transit des spermatozoïdes vers l'ovaire et puis au transfert de l'œuf vers la cavité.

Le péritoine

C'est une fine membrane qui enveloppe chaque organe de l'abdomen et du pelvis. Il permet à chaque organe de se modifier au gré de son fonctionnement sans gêner les organes alentour ; par exemple la vessie peut se remplir et le transit de l'intestin n'est pas gêné. Inversement ce glissement des organes entre eux est perdu s'il existe des adhérences. Alors les organes adhérents ont des fonctions perturbées (douleurs, ballonnements...).

Les ovaires

Ce sont les gonades féminines. Ces glandes au nombre de deux dans le petit bassin en bas de l'abdomen portent les cellules reproductrices, appelées ovocytes. Ces glandes sécrètent aussi des hormones, œstrogènes et progestérone et à faible quantité des androgènes. Leur fonctionnement obéit à des hormones provenant de l'hypophyse et l'hypothalamus.

L'ovaire est soumis à un cycle de la puberté à la ménopause qui est celui du développement des follicules. Le follicule est la structure contenue dans l'ovaire, au nombre de plus de deux cent mille à la naissance. Chaque follicule est composé de la cellule reproductrice, l'ovocyte et de cellules de soutien et nutritives. Chaque mois, entre quinze et vingt follicules commencent un développement mais seul un arrive à l'ovulation.

SITUATION TROMPES ET UTÉRUS DANS L'ABDOMEN

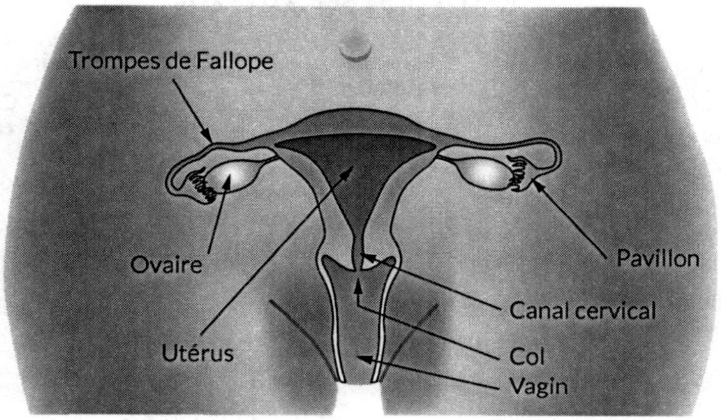

En savoir plus...

Les ovaires se situent à l'extrémité de la trompe appelée pavillon au contact de franges. Ils ont la forme d'une amande de quatre centimètres de long. Et leur volume va se modifier selon le développement des follicules.

Chaque mois les ovaires s'appauvrissent d'au moins quinze follicules chacun. À la naissance ces follicules très petits sont bloqués à un stade primordial contenant un ovocyte primordial. Ils ne se modifient pas jusqu'au début du cycle qui va les recruter après la puberté. À ce cycle-là les follicules grandissent, se mettent à sécréter des hormones et l'ovocyte mûrit en continuant sa transformation en cellule reproductrice fécondable. Chaque mois seul un follicule arrive à l'ovulation. Ce recrutement, chaque mois, de la quinzaine de follicule est sous la dépendance d'hormone de l'hypophyse, la FSH* plus que la LH*. Entre le cinquième et dixième jour du cycle, ils mesurent entre six et dix millimètres et ressemblent à l'échographie à une petite bulle d'eau.

ÉVOLUTION DU FOLLICULE

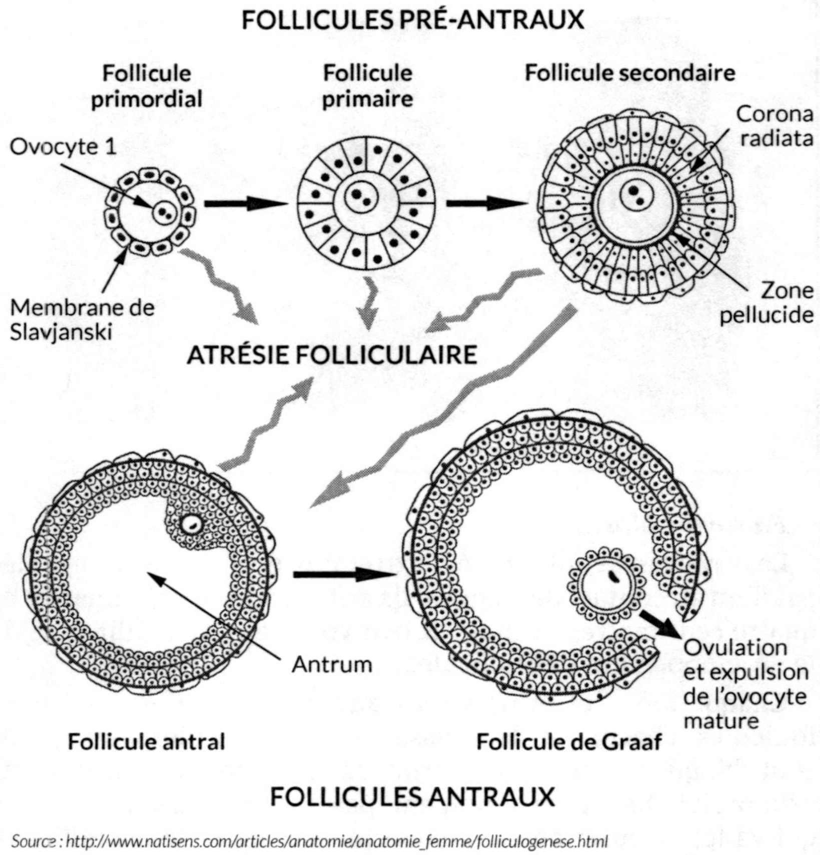

Source : http://www.natisens.com/articles/anatomie/anatomie_femme/folliculogenese.html

Le développement du follicule fait sécréter de plus en plus d'œstrogènes qui préparent à son tour l'endomètre et la glaire cervicale chaque mois. Quelques jours avant l'ovulation, seul un follicule continue sa croissance et ira à l'ovulation sous la dépendance de l'hormone LH. Il peut mesurer entre vingt et vingt-cinq millimètres de diamètre. Cela peut être soit à droite soit à gauche. Après l'ovulation, le follicule devient un corps jaune qui sécrète œstrogène et progestérone, et cesse de fonctionner deux jours avant les règles en l'absence de fécondation. La bonne qualité du follicule est dépendante de la bonne stimulation par la FSH.

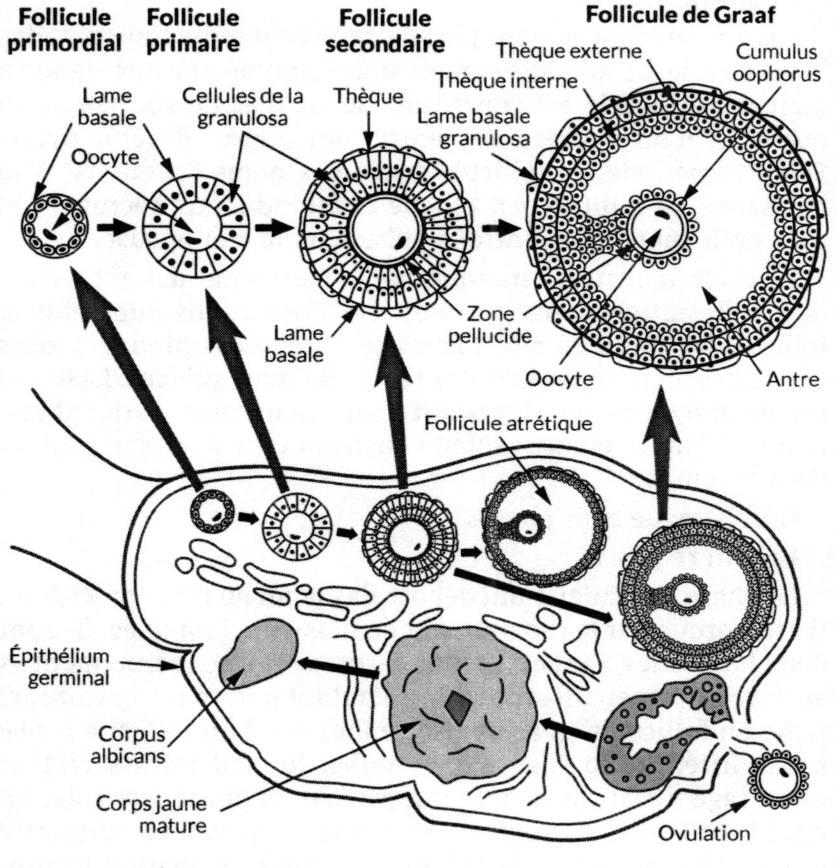

Source : http://www.cngof.fr/menu-la-puberte/291-le-fonctionnement-de-l-ovaire

À la ménopause, les follicules ne se développent plus, cessant alors la production de l'ovule et des hormones (œstrogènes et progestérone).

L'ovule

Il est émis par l'ovaire lors de l'ovulation. Une fois par mois, il y a ovulation d'un seul ovule, la plupart du temps. Il a été préparé dans l'ovaire où il mûrit et devient fécondable à l'issu de l'ovulation. Cette préparation est sous dépendance hormonale. Ces hormones sont sécrétées par des glandes de localisation cérébrale selon un cycle de production qui leur est propre et aussi dépendant d'influence cérébrale.

En savoir plus...

Les ovaires contiennent plus de deux cent mille follicules dès la vie fœtale. Le follicule est une unité comme une microgoutte dont la périphérie est constituée de cellules de soutien et de nutrition d'un ovocyte au centre, qui pourra devenir ovule. Selon la période, ce follicule porte des noms différents. À la naissance, ce follicule est bloqué et attend d'être recruté, lors d'un cycle menstruel, entre la puberté et la ménopause.

Le cycle menstruel marqué par la survenue des règles est la manifestation apparente des transformations que subit le follicule au cours du mois. Le cycle s'étend des premiers jours des règles au premier jour des règles du mois suivant. La durée est en moyenne de vingt-huit jours mais peut varier d'une femme à l'autre et aussi selon l'environnement et peut évoluer dans le temps.

On distingue trois phases.

Première phase :

La phase folliculaire qui débute dès la fin du cycle précédent. Il est marqué par le recrutement de plusieurs follicules. Ce sont deux hormones, FSH et LH, qui participent à ce recrutement et au développement des follicules, d'autant mieux que l'ovaire est riche en follicules (réserve ovarienne). Seul un follicule arrive à maturité. En augmentant de taille, les follicules sécrètent davantage d'œstrogènes, ce qui prépare la phase suivante. En effet le taux des œstrogènes à un certain niveau va permettre la sécrétion en pic de la LH qui conduit à l'ovulation trente-six heures après. En même temps, l'endomètre s'épaissit et la glaire va se modifier.

Deuxième phase :

Au moment de l'ovulation, le follicule voit sa sécrétion hormonale en œstrogènes chuter. Les autres follicules ont régressé.

Troisième phase :

Le follicule ovulatoire se transforme en corps jaune et sécrète alors toujours des œstrogènes et une nouvelle hormone, la progestérone. Ces deux hormones contribuent à la maturation de l'endomètre qui se prépare à la nidation selon des modifications progressives, toujours les mêmes (la biopsie de l'endomètre montre si l'endomètre se prépare correctement à la nidation).

En outre, la progestérone fait accroître la température du corps au repos de 0,5 °C en moyenne.

En l'absence de nidation et a fortiori de fécondation, le corps jaune régresse quarante-huit heures avant les règles. Les hormones chutent dans leur production ce qui conduit à la survenue des règles. C'est l'émission hors du corps d'une partie de l'épaisseur de l'endomètre qui s'était préparé à une nidation qui n'a plus lieu. Cette hémorragie dure de quatre à six jours en moyenne. Elle est faite de débris de muqueuse et de sang liquide sans caillot. Le saignement s'arrête par une nouvelle prolifération de ce qui reste de l'endomètre. Pour résumer, chaque mois la muqueuse endométriale s'épaissit et en l'absence de grossesse est éliminée par voie naturelle sous forme de règles.

CROISSANCE CYCLIQUE DE LA MUQUEUSE UTÉRINE ET DÉVELOPPEMENT DE L'OVOCYTE

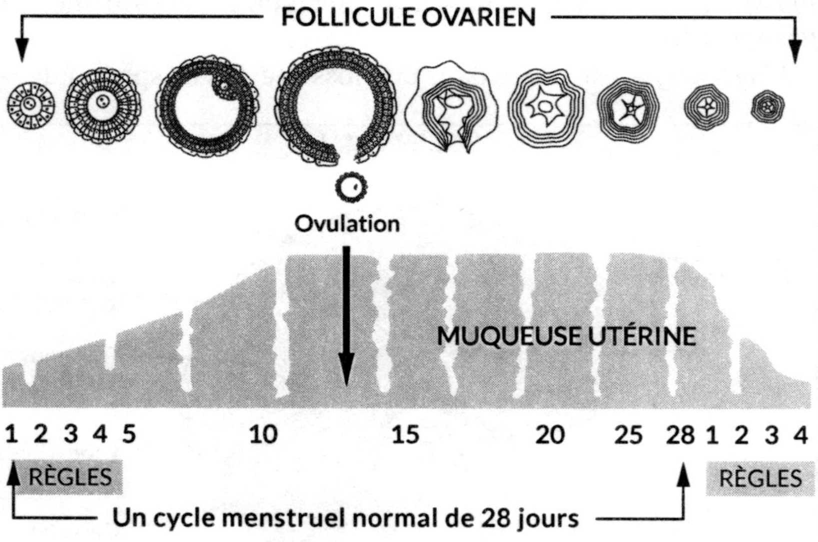

Si l'ovule est fécondé, son implantation dans l'endomètre permet au trophoblaste, futur placenta, de sécréter dans le sang maternel une hormone HCG* qui stimule le corps jaune pour continuer à sécréter l'œstrogène et la progestérone. Le test de grossesse sanguin ou urinaire consiste à doser dans le sang ou les urines l'hormone HCG. L'endomètre sera d'autant plus « accueillant » pour l'œuf que le follicule responsable du corps jaune aura eu une excellente sécrétion d'hormone avant ovulation.

L'hypophyse

Elle est aussi appelée glande pituitaire. C'est une glande endocrine située à la base du cerveau. Elle est responsable de la sécrétion de plusieurs hormones dont la FSH et la LH. Elle est sous la dépendance d'une autre glande neuro-hormonale, l'hypothalamus.

En savoir plus...

La glande est divisée en deux parties :

L'une antérieure, ante-hypophyse sécrétant selon les cellules FSH LH, TSH, MSH, ACTC, PRL GH et d'autres hormones. Sous dépendance d'hormones de l'hypothalamus

L'autre postérieure, la post-hypophyse, faite de terminaisons nerveuses de l'hypothalamus sécrétant l'ocytocine, la vasopressine.

L'hypophyse est située dans une fossette de l'os sphénoïde.

LE CERVEAU

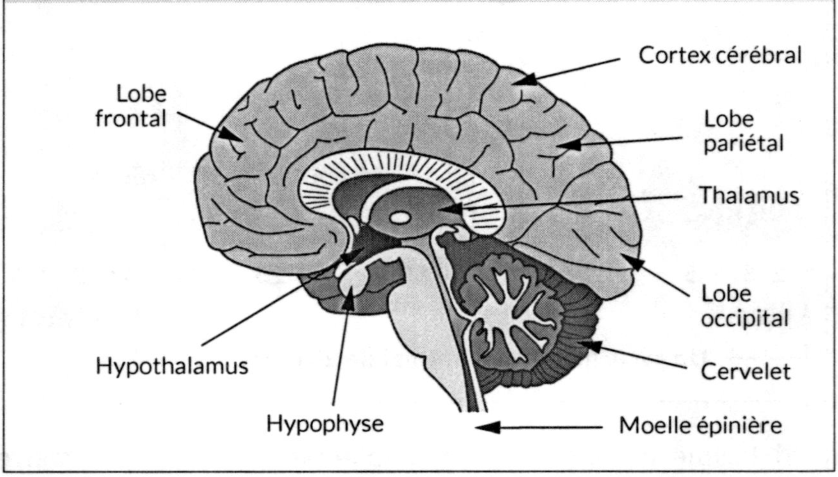

Chacune des sécrétions hormonales est sous la dépendance des hormones de l'hypothalamus.

L'hypothalamus

C'est une structure du système nerveux central. D'un côté cette structure reçoit des informations de tout le cerveau et du corps, et de l'autre elle envoie des informations à l'hypophyse. C'est un lien entre des structures nerveuses et une glande endocrine, l'hypophyse. Il intervient aussi dans d'autres fonctions comme la faim, le rythme jour/nuit entre autres. Il permet de réguler de nombreuses glandes comme la thyroïde, les surrénales et pour ce qui nous intéresse les ovaires. On se rend compte ici de l'interaction de nombreuses fonctions du corps : émotion, stress, faim peur, sommeil avec les dysfonctionnements de glande (hypothyroïdie, hyperthyroïdie, excès de cortisone...).

En savoir plus...

Différents stimuli agissent sur l'hypothalamus ;

- la lumière ;
- les stimuli olfactifs ;
- le glucose ;
- des hormones comme œstrogène et progestérone ;
- le stress et la cortisone ;
- les infections...

Certains permettent de réguler l'hypophyse et par conséquent la fonction hormonale. Par exemple, le taux sanguin des hormones ovariennes indique à l'hypothalamus comment sécrètent les ovaires. Si le taux est bas, cela favorise l'activité de l'hypophyse (FSH) pour développer le follicule. Si le taux s'élève beaucoup, il permet l'ovulation par sécrétion de la LH.

À leur tour, peuvent interférer certains facteurs qui alors modifient son action : décalage horaire, anorexie, stress... modifiant à son tour le cycle et l'ovulation.

Les paramètres masculins de la fertilité

L'APPAREIL REPRODUCTEUR MASCULIN

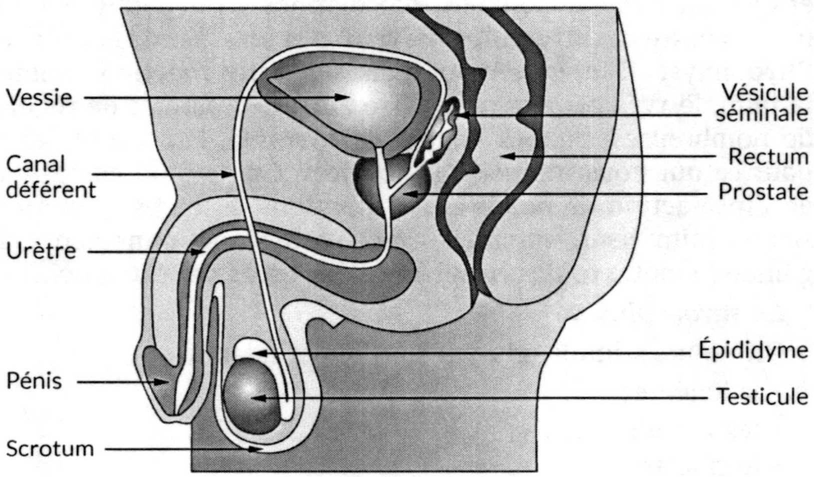

Le pénis

Organe impair médian masculin de la copulation et de la miction. Il a une forme cylindrique. Ces fonctions sont dues à la présence de tissus érectiles et de l'urètre. Associés aux testicules, ils constituent l'appareil génital externe masculin.

Il est constitué de trois tissus érectiles : deux corps caverneux et le corps spongieux. Ils assurent la rigidité du pénis lors de l'érection pour parvenir à la pénétration.

L'extrémité du pénis est renflée et constitue le gland du pénis découvert de son repli de peau (prépuce) lors de l'érection. Le prépuce s'attache sous le gland par le frein.

Le canal urétral traverse le corps spongieux. Il est la dernière partie de l'appareil urinaire entre la vessie et le méat urinaire. L'urètre sert à la miction. Il conduit le sperme lors de l'éjaculation. Ce méat se situe à l'extrémité du gland. Chez certains hommes, ce méat peut se situer sous le gland ce qui gêne la miction et l'éjaculation. Cette anomalie est généralement corrigée chirurgicalement pendant l'enfance.

En savoir plus...

L'urètre présente deux parties : l'urètre pénien et l'urètre prostatique.

Les corps caverneux et le corps spongieux sont les organes érectiles. Ils ressemblent à des cylindres entre le bassin et le gland. Leurs parois sont limitées par une membrane peu extensible Au repos, l'absence de pression dans ces cavités est basse et le pénis est flaccide, court et mou. Lors de l'érection, ces cavités se remplissent de sang, dont la pression s'élève, responsable de la rigidité, l'augmentation de volume et de la modification de direction du pénis.

Suite à la stimulation, les artères remplissent les cavités de sang et le pénis durcit et se raidit, le sang reste car l'évacuation du sang par les veines est limitée par obturation de ces veines. À l'arrêt de la stimulation, le sang s'échappe des tissus érectiles et la flaccidité revient.

La prostate

La prostate est une glande de l'appareil génital masculin. Sa fonction principale est de sécréter une partie du liquide séminal, l'un des constituants du sperme, et de le stocker. La prostate est approximativement de la taille d'une châtaigne. Elle entoure l'urètre juste au-dessous de la vessie.

En savoir plus...

L'urètre masculin a deux fonctions : évacuer l'urine pendant la miction et transporter le sperme pendant l'éjaculation.

Le liquide prostatique est incolore et contient du calcium, des protéines ainsi que du zinc, de l'acide citrique et des phosphatases acides. Le zinc, qui jouerait un rôle fondamental dans le pouvoir fécondant des spermatozoïdes, est extrait de la circulation sanguine par la prostate.

La prostate se contracte durant l'éjaculation et se rétracte durant la miction. C'est à l'intérieur de la prostate que se fait la jonction entre l'urètre venant de la vessie, les canaux déférents et les vésicules séminales. Ces dernières se jettent d'abord dans les canaux déférents, qui prennent alors le nom de canaux éjaculateurs. Ces canaux vont ensuite se jeter dans l'urètre prostatique. Le sphincter strié, qui se trouve sous la prostate et autour de l'urètre, aide en se contractant à la vidange des glandes.

Le sperme se compose des spermatozoïdes et du liquide séminal ; environ 10-30 % du liquide séminal est produit par la prostate (sécrétions prostatiques), le reste est produit par les vésicules séminales (plasma séminal). La prostate contient également un muscle qui aide à expulser le sperme pendant l'éjaculation. Pour fonctionner correctement, la prostate a besoin d'androgènes (hormones masculines). Les androgènes sont responsables des caractères sexuels masculins. L'androgène principal est la testostérone, qui est produite principalement par les testicules.

PROSTATE

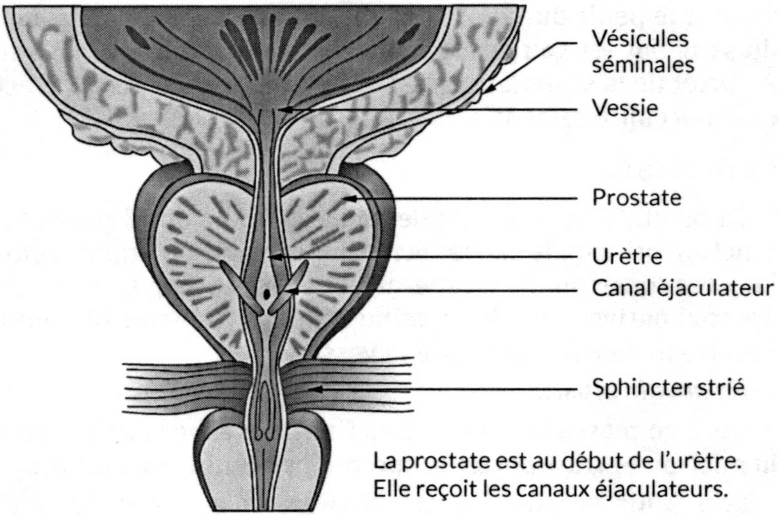

La prostate est au début de l'urètre.
Elle reçoit les canaux éjaculateurs.

Source : http://www.futura-sciences.com/magazines/sante/infos/dico/d/biologie-prostate-6144/O

Les vésicules séminales

Les vésicules séminales sont de petits réservoirs situés au-dessus de la prostate et qui reçoivent le canal déférent en provenance des testicules. Elles appartiennent à l'appareil génital masculin. Elles produisent un liquide riche en fructose. Ce liquide permet de nourrir les spermatozoïdes. Elles se situent en dérivation sur les voies spermatiques, mesurent cinq à dix centimètres de long, pour un volume de cinq à dix millilitres. Les vésicules séminales sont dépendantes des androgènes.

En savoir plus...

Leur sécrétion est le plasma séminal dont les caractéristiques sont :

- un pH alcalin.
- de nombreux éléments riches en fructose qui est dosé dans la biochimie du sperme.
- beaucoup de prostaglandines qui aident à la fécondation en entraînant des contractions péristaltiques renversées dans l'utérus et les trompes de Fallope afin que les spermatozoïdes puissent atteindre les ovaires plus rapidement, certains y arrivant ainsi en cinq minutes.
- des protéines :
  - les facteurs de décapacitation* qui se fixent sur les spermatozoïdes au moment de l'éjaculation.
  - les facteurs de coagulation du sperme jouant un rôle de protection des spermatozoïdes dans le vagin (dont le pH est acide).
  - les facteurs immunosuppresseurs.

Cette sécrétion, nommée liquide séminal, est évacuée lors de l'éjaculation, et mélangée avec les sécrétions prostatiques. Lors de l'éjaculation, elles se contractent : le liquide séminal fuse par les canaux éjaculateurs, en direction du canal déférent où il se mélange avec le liquide prostatique pour former le sperme qui contient les spermatozoïdes.

Le sperme est un liquide normalement stérile (sans microbes), de consistance visqueuse, légèrement filant, collant et de coloration blanchâtre, sécrété par les testicules et la prostate et contenant des éléments fabriqués par les glandes de Cowper. La caractéristique principale du sperme est de contenir les spermatozoïdes, qui sont les cellules reproductrices mâles. Le sperme est produit lors de l'éjaculation pendant l'accouplement. La vésicule séminale est le réservoir de nature musculaire et membraneux qui contient le sperme.

Le canal déférent

LE CANAL DÉFÉRENT

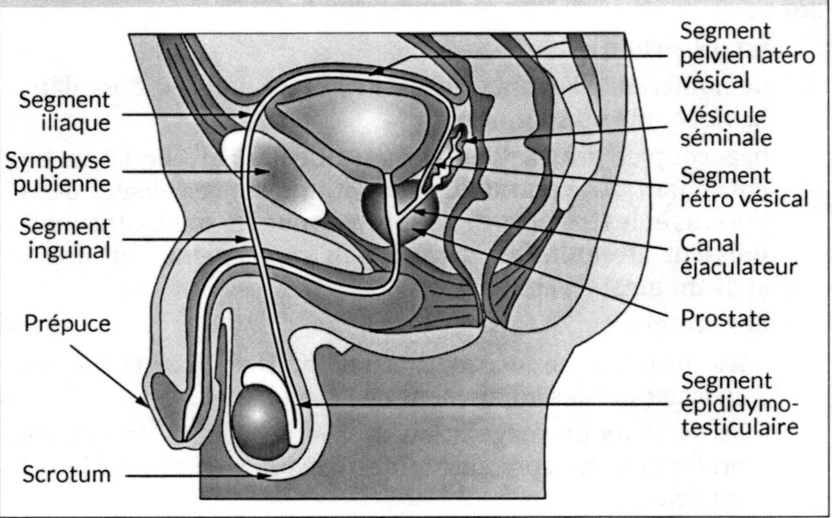

Le canal déférent est le canal qui permet aux spermatozoïdes de sortir de chacun des testicules et de rejoindre la prostate. Il appartient à l'appareil reproducteur masculin.

Les canaux déférents constituent, avec les vésicules séminales et les canaux éjaculateurs, les voies spermatiques, dont la longueur globale mesure chez l'homme de quarante à quarante-cinq centimètres.

En savoir plus...

Ce canal prolonge l'épididyme à l'arrière du testicule, passe par le cordon spermatique, puis au-dessus de la vessie avant de rentrer dans la prostate où il devient le canal éjaculateur avant de rejoindre l'urètre.

Les canaux déférents sont symétriques, et de longueur, diamètre et conformation parfois légèrement différents.

La lumière du canal déférent est bordée d'une muqueuse dont les cellules portent en surface des cils. La paroi du canal est constituée de fibres musculaires qui contribuent par des contractions rythmées à la circulation des spermatozoïdes et du liquide spermatique.

Le diamètre de la lumière (diamètre de l'intérieur du canal) est de 0,55 mm en moyenne.

Le canal déférent est un conduit dur mesurant environ 1 à 2,5 mm de diamètre, subdivisé en six segments :

- segment épididymo-testiculaire ;
- segment funiculaire, au sein du cordon spermatique, lui-même situé dans le canal inguinal ;
- segment inguinal, en avant de la vessie, ascendant ;
- segment iliaque ;
- segment pelvien latéro-vésical ;
- segment rétro-vésical, marqué par une dilatation appelée ampoule déférentielle, juste avant l'abouchement avec les vésicules séminales pour former le canal éjaculateur.

Il est commandé par le système nerveux sympathique. La fermeture (occlusion pathologique ou vasectomie) de ce canal n'empêche pas les testicules de continuer à produire des spermatozoïdes. La destruction partielle du canal est appelée vasectomie. Des spermatozoïdes mobiles peuvent réapparaître dans le sperme de certains patients après que la chirurgie a réparé une continuité vasale même après plusieurs années de vasectomie ou après des années de fermeture congénitale du canal.

Les testicules

Les testicules sont des glandes masculines qui produisent la testostérone, la principale hormone masculine responsable du développement des organes génitaux. Sa production, au commencement de la puberté, provoque les changements destinés à transformer le garçon en homme, en déterminant l'apparition des caractères sexuels mâles secondaires.

Les testicules sont également le lieu de la spermatogenèse (fabrication des spermatozoïdes) qui commence à la puberté et continue pendant toute la vie de l'homme. Contrairement aux femmes, les hommes ne commencent à fabriquer des gamètes qu'à la puberté. Toujours à la différence d'une femme, l'homme renouvelle, toute sa vie durant, sa réserve de cellules reproductrices ou gamètes. Ils sont contenus dans une poche externe, nommée scrotum. Le scrotum est suspendu sous la base du pénis, entre les cuisses.

En savoir plus...

Les testicules sont des organes pairs et symétriques situés à l'extérieur du pelvis dans le scrotum afin d'être à une température inférieure à celle de l'abdomen (deux degrés en moins). Chaque testicule adulte mesure environ trois centimètres de haut, deux centimètres de large et cinq centimètres de profondeur pour un poids d'environ vingt grammes.

STRUCTURE DU TESTICULE

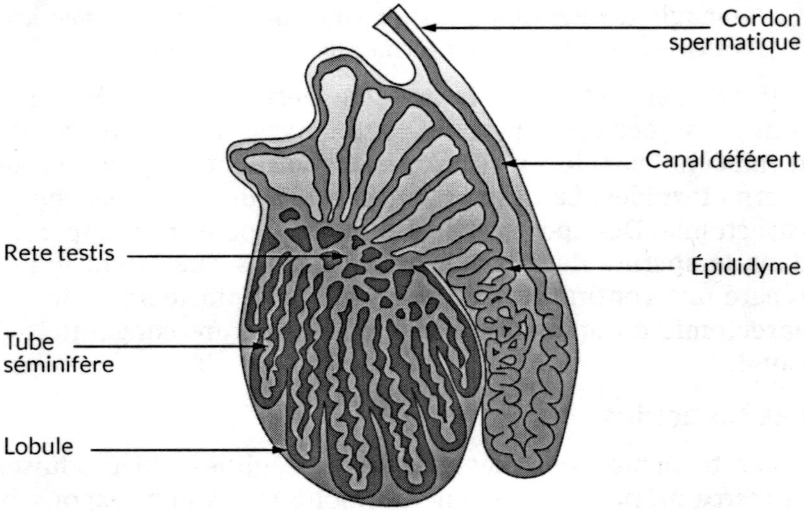

Source : http://www.cancer.ca/fr-ca/cancer-information/cancer-type/testicular/

Les testicules comportent une coque lisse et blanche nacrée appelée albuginée du testicule (*tunica albuinea testis*), elle est épaisse, solide et inextensible. Au sommet du testicule se trouve l'épididyme séparé du testicule par le « sillon épididymaire ». La disparition de ce dernier est le signe d'une pathologie de l'épididyme tel qu'un cancer. En bas, le testicule est fixé au scrotum par le *gubernaculum testi*.

L'albuginée envoie des cloisons ou « *septa* » (pluriel de *septum* qui veut dire cloison) découpant le testicule en environ trois cents lobules testiculaires contenant les tubes séminifères (*tubuli seminiferi recti*). Les tubes séminifères sont le siège de la spermatogenèse. Ces tubes sont tapissés d'une couche de cellules nourricières (cellules de Sertoli).

Ces tubes débouchent sur l'épididyme où les spermatozoïdes neufs maturent. Les cellules germinales sont soutenues par les cellules de Sertoli, que l'on trouve dans chaque tubule. Des cellules spécialisées qui produisent des hormones portent le nom de cellules de Leydig et sont situées dans le tissu de soutien entre les tubules. Les canaux dans les testicules forment un réseau appelé *rete testis*. Des canaux provenant du *rete testis* se joignent pour former un tube étroitement enroulé appelé épididyme. L'épididyme devient un large canal appelé canal déférent contenu dans le cordon spermatique ainsi que des vaisseaux sanguins et des nerfs.

En cas de torsion du testicule dans le scrotum, il se produit une nécrose du testicule en quelques heures. Au total deux types de cellules nous intéressent dans les testicules.

1) Les cellules germinales qui fabriquent les spermatozoïdes.

- Les spermatozoïdes circulent du testicule jusqu'à l'épididyme, où ils sont emmagasinés. Lors d'une éjaculation, les spermatozoïdes sont acheminés vers l'urètre par le canal déférent.
- Le long du parcours, les liquides produits par les vésicules séminales et la prostate se déversent dans les canaux où ils se mêlent aux spermatozoïdes pour former le sperme.
- Le sperme est expulsé du corps par l'urètre.

2) Les cellules du stroma appelées cellules de Leydig qui produisent les hormones sexuelles mâles et surtout la testostérone qui contrôle :

- la reproduction ;
- le désir sexuel (libido) ;
- les caractères physiques masculins suivants :
  - développement des organes sexuels et génitaux ;
  - voix grave ;
  - poils du corps et du visage ;
  - musculature et résistance osseuse.

Il y a d'autres cellules appelées cellules de Sertoli qui soutiennent et nourrissent les spermatozoïdes.

Les spermatozoïdes sont produits entre la puberté et la vieillesse à partir de cellules-souches germinales (spermatogonie) qui subissent la méiose*.

Lors de la stimulation sexuelle, les spermatozoïdes sont expulsés des testicules et prennent part à la constitution du sperme, évacué par le pénis lors de l'éjaculation.

Les hormones stéroïdes sont la testostérone principalement et les autres androgènes.

Les deux fonctions du testicule, la spermatogenèse et la production de testostérone, sont régulées par des gonadostimulines : l'hormone lutéinisante (LH) et l'hormone folliculo-stimulante (FSH). Ces hormones sont produites, sur ordre de l'hypothalamus par l'hypophyse située à la base du cerveau.

Les testicules sont extrêmement sensibles au contact ; leur stimulation légère peut produire un plaisir sexuel intense, mais tout choc ou blessure a tendance à être extrêmement douloureux.

Les maladies les plus fréquentes des testicules sont :

- la cryptorchidie ou absence de descente des testicules dans les bourses.
- l'orchite (inflammation des testicules) banale fréquemment d'origine ourlienne ou autre (virale le plus souvent).
- le cancer du testicule.
- les dermites et dermatoses diverses.
- l'hydrocèle (accumulation de fluide autour des testicules).
- l'éléphantiasis (atteinte parasitaire).
- l'épididymite (inflammation de l'épididyme).
- la fonte purulente d'un testicule, suite à une attaque infectieuse grave.
- la torsion testiculaire.
- la varicocèle*.

Des pantalons trop isolants (comme les pantalons de ski produisant une température trop élevée) ou trop serrés (jeans), ainsi que l'exposition prolongée à une source de chaleur (batterie d'ordinateur portable par exemple) sont une cause fréquente de stérilité transitoire.

Si un testicule est enlevé chirurgicalement (orchidectomie) ou détruit par maladie ou accident, cela ne compromet pas forcément la fertilité. La stérilisation masculine s'appelle la vasectomie et consiste à la section du canal déférent, de façon à empêcher les spermatozoïdes de sortir lors de l'éjaculation mais n'interrompt pas la sécrétion hormonale.

Les spermatozoïdes

Leur constitution dépend de la bonne anatomie testiculaire et d'hormones de sécrétion locale sous dépendance de glande hormonale de localisation cérébrale. Ils sont aussi sous la dépendance de la prostate et des vésicules séminales qui vont les accueillir et permettre leur émission lors de l'éjaculation au cours de la relation sexuelle.

L'ascension des spermatozoïdes est très rapide puisque certains sont retrouvés dans la trompe cinq minutes après insémination après un trajet de dix-sept centimètres environ.

LE SPERMATOZOÏDE

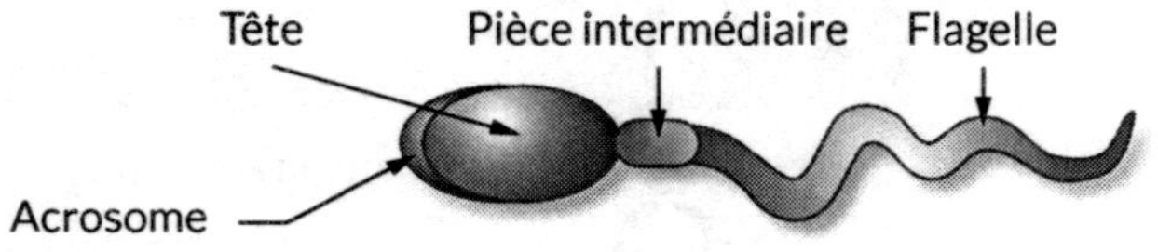

En savoir plus...

Les spermatozoïdes, ou gamètes mâles, sont de petites cellules (3 µ de large et 60 µ de long) très mobiles dont la structure a pour but d'amener les chromosomes paternels à l'intérieur de l'ovocyte.

Ils sont formés de trois parties :

- La tête composée du noyau (contenant les chromosomes) et de l'acrosome (sac contenant les enzymes nécessaires à la pénétration dans l'ovocyte).
- La pièce intermédiaire : très riche en mitochondries qui fournissent l'énergie nécessaire au mouvement.
- Le flagelle qui est l'organe de propulsion du spermatozoïde.

La spermatogenèse

La spermatogenèse, ou formation des spermatozoïdes, se déroule au sein des tubules séminifères situés dans les testicules. Elle s'effectue à partir de cellules-souches, les spermatogonies, qui se multiplient par simple division cellulaire. Les spermatogonies se transforment ensuite en spermatocytes I qui vont subir la mitose réductionnelle de la méiose pour donner les spermatocytes II. Ces spermatocytes II vont donner les spermatides après avoir subi la mitose équationnelle. Les spermatides, qui sont en réalité des spermatozoïdes immatures, vont subir une phase de maturation, appelée spermiogénèse, pour donner naissance aux spermatozoïdes. Cette dernière phase permet au spermatozoïde d'acquérir les outils nécessaires à la fécondation (acrosome, flagelle) et de modifier son noyau. La spermatogenèse débute à la puberté et est permanente. Il faut environ soixante-douze jours pour qu'une spermatogonie donne naissance à un spermatozoïde.

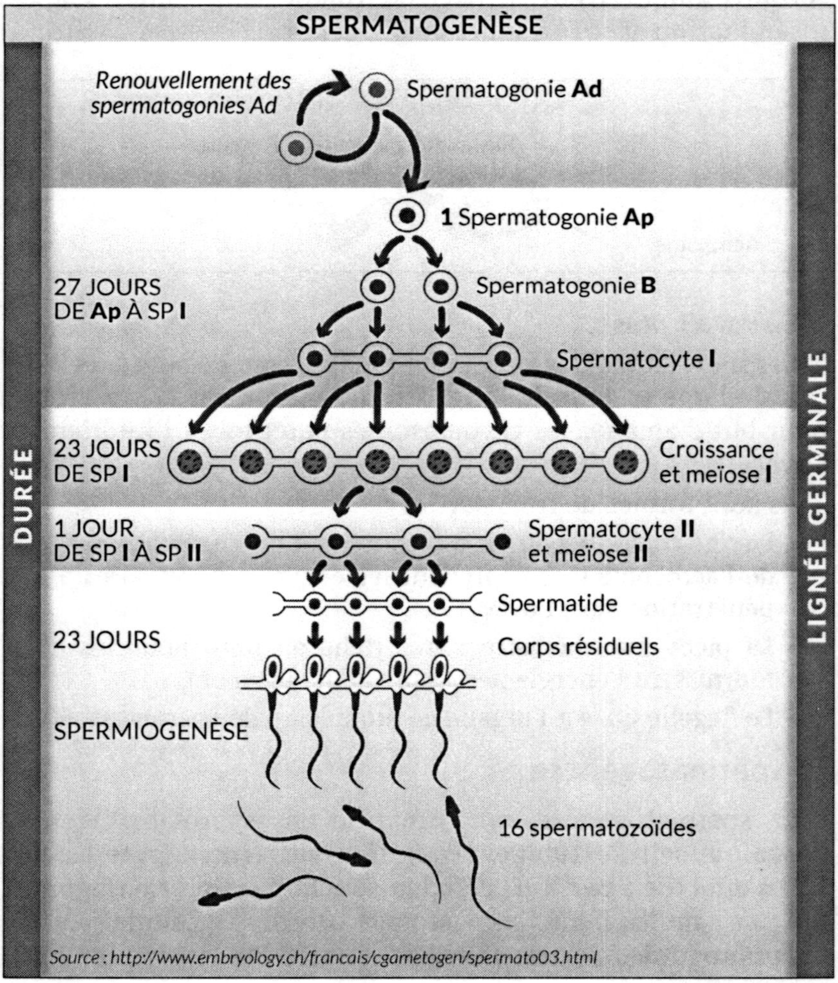

Source : http://www.embryology.ch/francais/cgametogen/spermato03.html

Les testicules, situés dans les bourses, contiennent les tubules séminifères, très fins tubes sous forme de pelote au sein desquels se fait la spermatogenèse. Ces tubules contiennent également des cellules nourricières, appelées cellules de Sertoli. Entre les tubules séminifères se trouvent les cellules qui fabriquent les hormones mâles ou androgènes (testostérone) : ce sont les cellules de Leydig.

Formation du sperme : Les spermatozoïdes, après leur maturation, sont libérés à l'intérieur des tubules séminifères et vont être stockés dans l'épididyme où ils vont terminer leur maturation (acquisition de la mobilité). Lors de l'éjaculation, les spermatozoïdes (ainsi que les sécrétions de l'épididyme) vont passer dans les canaux déférents, se mélanger avec les sécrétions des vésicules séminales puis de la prostate ce qui permet la formation du sperme. Le sperme passe ensuite dans l'urètre et est éjaculé vers l'extérieur au niveau du gland lors de la relation sexuelle. Tout comme les ovaires, les testicules sont sous le contrôle des hormones FSH et LH qui vont stimuler la spermatogenèse et la synthèse des androgènes. Par contre, ici le fonctionnement n'est pas cyclique mais continu. De plus, les testicules sont contrôlés par la température. En effet, la position externe des bourses permet de maintenir les testicules à une température d'environ 35 °C et non de 37 °C comme le reste du corps. Cette faible température est indispensable à la spermatogenèse et toute élévation thermique peut bloquer celle-ci.

Le démarrage de la grossesse

La fécondation

Elle s'effectue au niveau de la trompe au tiers externe du côté de l'ovaire qui a ovulé. La période de fécondabilité va de quatre jours avant et deux jours après l'ovulation. Un spermatozoïde et un seul pénètre dans l'ovule. Dès lors, des divisions cellulaires débutent et se constitue alors un petit œuf qui peut survivre quelques jours avant de s'implanter dans l'utérus.

En savoir plus...

Les spermatozoïdes entourent l'ovocyte et un seul pénètre l'ovule qui achève alors sa maturation et émet le second globule polaire. Il traverse la zone pellucide de l'ovocyte. Se constitue alors un œuf dont le sexe est déterminé par le capital génétique du spermatozoïde.

Les cellules humaines non sexuelles contiennent dans le noyau vingt-trois paires de chromosomes dont une paire est appelée chromosomes sexuels. Ils sont notés XX chez la femme et XY chez l'homme.

Une série de divisions cellulaires particulières permet à la cellule d'origine du gamète de passer d'une cellule à vingt-trois paires de chromosomes à une cellule appelée gamète qui n'en comprend que vingt-deux.

Chez la femme ces cellules sont identiques : vingt-deux chromosomes + celui appelé X. Chez l'homme on aura deux séries de gamète, l'une est constituée de vingt-deux chromosomes + X et l'autre de vingt-deux chromosomes + Y.

À l'issue de la fécondation on aura soit :

22 + X avec 22 + X

Ou

22 + X avec 22 + Y

L'œuf a vingt-trois paires de chromosomes et il est soit fille soit garçon.

LA FÉCONDATION

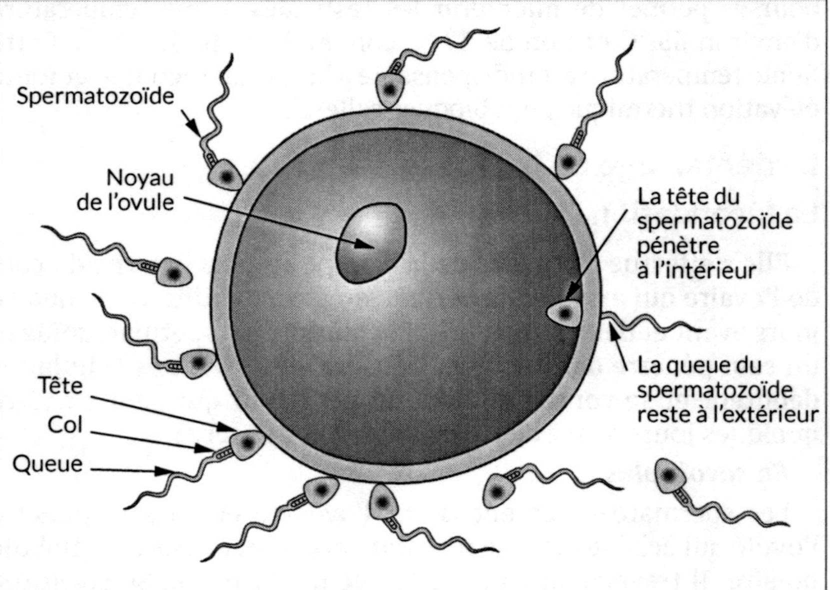

Dès qu'un spermatozoïde pénètre dans l'ovule, il perd sa queue et aucun autre ne peut y accéder.

La nidation

À la suite de la fécondation, l'œuf constitué migre vers la cavité utérine. Il s'implante dans l'épaisseur de la muqueuse utérine cinq à sept jours après la fécondation. Cet œuf sécrète alors dans le sang une hormone qui agit sur l'ovaire qui à son tour sécrète des hormones qui aident l'œuf à rester implanté et à se développer.

Cette hormone présente dans le sang est la base du test de grossesse sanguin ou urinaire.

MIGRATION DE L'ŒUF ET NIDATION

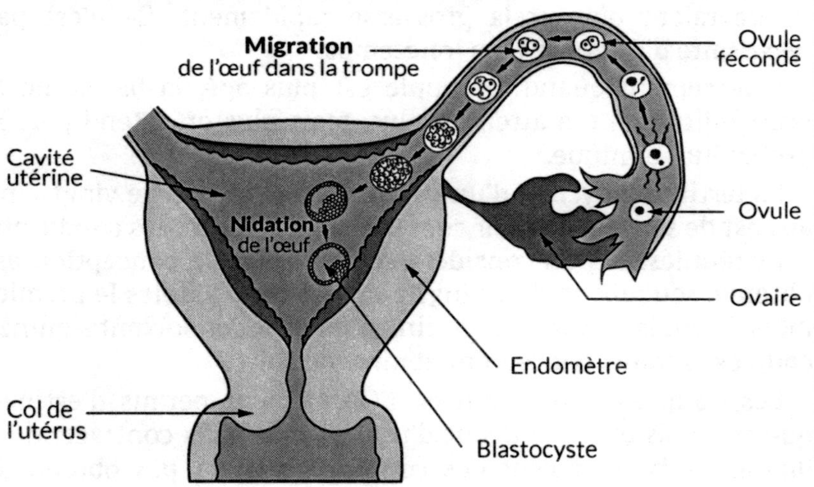

En savoir plus...

Le transit de l'œuf fécondé dure trois jours dans la trompe, période durant laquelle l'œuf se divise rapidement pour devenir morula. Il n'augmente pas de taille. Il pénètre ensuite dans la cavité utérine et reste libre trois jours où il se transforme en blastocyste*. La morula s'accroît en diamètre et s'y creuse une cavité. À la périphérie du blastocyste c'est le trophoblaste, futur placenta qui entre en contact avec l'endomètre et s'y fraie un passage pour s'accrocher. Il crée alors des liens avec la circulation sanguine pour recevoir oxygène et nutriment et déverser l'hormone de grossesse HCG et les déchets du métabolisme. La capacité à s'implanter va dépendre de la qualité de l'endomètre préparé par les hormones ovariennes et par la qualité de la paroi musculaire.

Fréquences de l'infertilité ou épidémiologie

L'infertilité concerne environ dix à quinze pour cent des couples selon le délai que l'on se donne.

Plus le délai est long plus la probabilité d'obtenir la grossesse augmente.

En fait cela n'est pas toujours vrai.

Pour un couple jeune où la fertilité théorique est au maximum, le temps que l'on se donne ne fait que confirmer la difficulté. Ils devraient obtenir la grossesse rapidement. Ce n'est pas nécessaire d'attendre trop longtemps.

Inversement quand le couple est plus âgé, la baisse de la probabilité incite à attendre plus, mais plus on attend plus la probabilité diminue.

La fertilité moyenne d'un couple à l'âge moyen de vingt-cinq ans est de vingt-cinq pour cent par mois si toutes les conditions sont réunies. Si l'on considère cent couples, la conception est obtenue seulement chez vingt-cinq des cent couples le premier mois. Le mois suivant, vingt-cinq pour cent des soixante-quinze couples restants concevront et ainsi de suite.

Les données d'inclusion de l'Obseff* ont permis d'estimer que six mois après le début d'une période sans contraception, quarante-six pour cent des couples n'avaient pas obtenu de grossesse. Ces proportions étaient respectivement de vingt-quatre pour cent et onze pour cent, douze et vingt-quatre mois après le début de la période sans contraception.

Environ quatre-vingt-cinq pour cent de couples vont concevoir naturellement la première année s'ils ont un rapport sexuel régulier non protégé. Cependant, les chances de devenir enceinte sont beaucoup plus faibles chez les femmes plus âgées.

Vingt pour cent concevront durant le premier mois.

Soixante-dix pour cent concevront durant les six premiers mois.

Quatre-vingt-cinq pour cent concevront durant la première année.

Quatre-vingt-dix pour cent concevront durant dix-huit mois.

Quatre-vingt-quinze pour cent concevront durant les deux premières années.

L'âge intervient beaucoup, et si cette probabilité est de vingt-cinq pour cent à vingt-cinq ans, elle chute à douze pour cent à trente ans puis à six pour cent à quarante ans.

L'âge est le facteur naturel le plus « bio » d'une meilleure réussite et sur lequel il serait aisé en apparence d'agir ! Meilleure est la facilité d'obtenir une grossesse lorsque le couple est plus jeune. Mais on se heurte là aux facteurs socio-économico-professionnels du couple où le réveil à la grossesse reste tardif.

Arrivée du premier enfant pour la femme :

En 1960 à vingt-deux ans.

En 1989 à vingt-cinq ans.

En 2007 à vingt-sept ans.

En 2010 à vingt-huit ans.

L'âge moyen augmente car plus de femmes veulent concevoir tard, avec ce que cela comporte de difficultés pour démarrer la grossesse et les risques encourus pour le bébé à venir.

Les causes évoquées sont nombreuses :

Pour la femme :

« Je veux finir me études et en profiter. »

« J'ai enfin un travail qui m'intéresse et les perspectives de progression ne doivent pas être entravées par un enfant. »

« J'ai un couple qui ne tient pas. »

« C'est mon conjoint qui veut attendre, d'abord la maison. »

En effet dans les milieux à diplômes plus élevés, le premier bébé est désiré plus tard et le démarrage de la grossesse demande plus de prise en charge.

À trente ans, quatre-vingt-quinze pour cent des femmes qui désirent un enfant en auront un.

À quarante ans, trente-cinq pour cent seulement y parviendront.

ORIGINE DE L'INFERTILITÉ DANS LE COUPLE

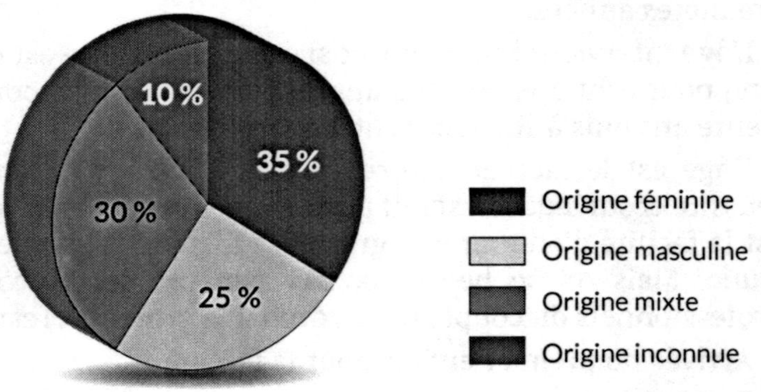

Dans certains cas, la cause est uniquement féminine dans d'autres, masculine. Dans un nombre important de cas, les deux membres du couple sont en cause. Mais dans dix pour cent des cas, il n'y a pas de causes retrouvées par les explorations classiques.

Les causes féminines

Chez les femmes, l'infertilité peut être liée à :

- Des troubles de l'ovulation dans vingt à trente pour cent des cas : absence d'ovulation, ovulations peu fréquentes et/ou irrégulières, dont témoignent les anomalies des règles. La cause peut être une absence de fonctionnement hormonal ou un mauvais fonctionnement au niveau de l'axe hypothalamo-hypophysaire, des ovaires polykystiques, un excès de sécrétion de prolactine (hyperprolactinémie), etc. Les hormones de la fertilité sont impliquées en première ligne.
- Des atteintes des trompes (vingt à trente pour cent des cas), dont l'obstruction peut être partielle ou totale, souvent suite à des infections (salpingites).
- Des anomalies utérines : au niveau du col de l'utérus ou du mucus cervical, empêchant le passage des spermatozoïdes ; ou encore des polypes ou des fibromes, gênant l'implantation de l'embryon.
- Une endométriose (présente chez trente à quarante pour cent des patientes ayant un problème de fertilité) : la croissance de tissu endométrial hors de l'utérus entraîne des

lésions qui peuvent obstruer les trompes et aussi retentir sur la fonction ovulatoire.

- Une anomalie de la glaire cervicale.
- Des anomalies congénitales.
- L'âge qui joue souvent un rôle après trente-cinq ans par baisse de la fertilité.
- Dans dix pour cent des cas, on ne retrouve pas de cause identifiable par les moyens actuels.

ANOMALIES ANATOMIQUES

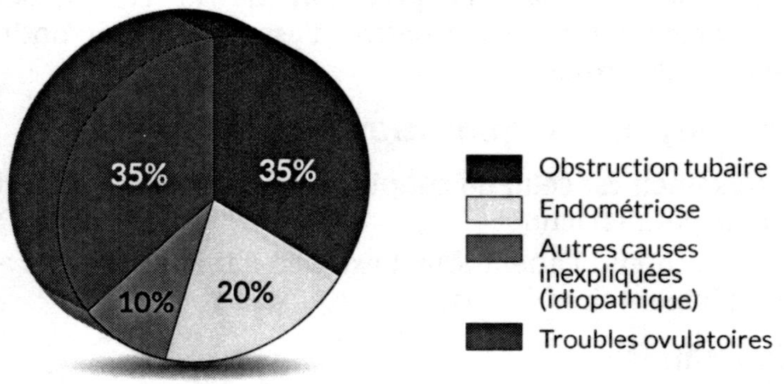

Les causes masculines

Les anomalies du sperme chez l'homme hypofertile* peuvent être quantitatives (diminution du nombre de spermatozoïdes) et/ou qualitatives (diminution de la mobilité, de la vitalité, et atteinte de la morphologie des spermatozoïdes), et/ou toucher le liquide spermatique.

La majorité de ces anomalies peut être détectée à l'aide du spermogramme, qui est de ce fait l'examen biologique de première intention pour explorer la fertilité de l'homme.

Douze mois est le délai à partir duquel il est important de se pencher sur l'absence de grossesse, il sera de six mois après trente-cinq ans.

À partir de cette période qui peut être considérée comme le délai permettant de présumer d'une difficulté de grossesse naturelle, il sera important que le couple démarre conjointement une démarche d'accompagnement.

C'est sur la base de l'entretien avec le médecin que peut se mettre en place une démarche d'observation physiologique de chacun, pour être à l'écoute de son fonctionnement.

Pour la femme, il s'agira de noter les phases du cycle et ses variations en apprenant à déceler les différentes phases de celui-ci. En effet, à l'issu de la description de l'anatomie et du fonctionnement, on comprend l'importance de leur connaissance. Dans un premier temps, ce n'est pas la répétition des relations mais la précision de la connaissance des phénomènes qui va permettre d'assurer d'avoir optimisé les chances de grossesse.

Les moyens d'exploration

L'examen est celui du couple avec la recherche de facteurs de risque pour chacun.

Il comprend l'anamnèse, l'examen clinique puis les examens complémentaires de base.

L'anamnèse

Du couple

Ancienneté du désir de grossesse, régularité des relations, arrêt de toute contraception, communauté de vie.

L'examen doit être envisagé séparément

De la femme

Les antécédents familiaux : maladies génétiques telles que mucoviscidose, maladie thromboembolique, prise de DES* (distilbène) par la mère, poids de la maternité dans la famille.

Les antécédents personnels :

En rapport avec la vie génitale :

- Cycle : régularité, aspect des règles, profil des règles, douleur des règles, syndrome prémenstruel, pertes dont glaire, manifestations autres régulières (céphalées, constipation...).
- Infection vaginale, salpingite, péritonite.
- Contexte de relation sexuelle : régularité, désir, douleurs per- ou post-coïtale, toilette, orientation sur violences sexuelles.
- Toxiques : intoxication tabagique et alcoolique.

Les antécédents chirurgicaux : appendicite, péritonite, fièvre après toute opération abdominale, opération sur utérus, ovaires, trompes, cœlioscopie, grossesse extra-utérine et son traitement, hystéroscopie, conisation du col...

Les antécédents obstétricaux (infertilité primaire ou secondaire) : grossesse à caractère spontané ou non, partenaires différents ou non, déroulement et mode de l'accouchement éventuel, suites de couches, fièvre en suite de couches.

Les antécédents médicaux : IVG, grossesse arrêtée, galactorrhée*, prise médicamenteuse (psychotrope, chimiothérapie, radiothérapie), tuberculose, poids et ses variations, sport à haut niveau.

De l'homme

Les antécédents familiaux : maladies génétiques.

Les antécédents personnels : profession (exposition à des toxiques ou agent nocif et profession éloignant le couple), sexualité, paternité antérieure, désir d'enfant, mode de survenue de la puberté (âge et contexte).

Les antécédents médicaux : problème métabolique type diabète, problèmes urogénitaux, descente testiculaire, infection des organes génitaux (urétrite, prostatite, MST, tuberculose...), traumatisme physique et sportif, mucoviscidose, oreillons.

Les antécédents chirurgicaux : hernie inguinale, pathologie des testicules.

Les antécédents généraux : tabac, stupéfiants et toxiques, chimio et radiothérapie, médicaments anabolisants pour sport et autres, stress.

L'examen clinique

Le développement général, les caractères sexuels externes, les cicatrices abdominales, le poids, la taille, l'IMC*, l'acné, la pilosité sont pris en compte.

L'examen au spéculum, la recherche d'une vaginose, frottis cervico-vaginal de dépistage, le volume et la position de l'utérus, les douleurs provoquées, l'état des annexes, l'aspect du vagin sont inspectés.

Poids, taille, pilosité, et sa répartition, morphologie générale.

Organes génitaux externes : verge, testicules, canal déférent, varicocèle.

Organes génitaux internes par le toucher rectal : prostate et vésicules séminales.

Les examens complémentaires

Chez la femme

La courbe de température :

La prise quotidienne de la température du corps au repos le matin au lever permet d'observer une hausse de 0,4 à 0,6 °C de la température à partir de l'ovulation.

Cette température est consignée sur un graphique depuis le premier jour des règles jusqu'au jour précédant les suivantes. On peut ainsi noter la longueur du cycle, noter des événements pouvant survenir (douleurs, glaire, spotting, douleurs des seins, relations sexuelles, infection...). On peut alors s'assurer si l'ovulation a eu lieu. C'est le point le plus bas avant la montée de la température. C'est une appréciation a posteriori de l'ovulation. Mais c'est une méthode qui n'est pas fiable à cent pour cent. Il peut exister des courbes plates avec ovulation et des courbes biphasiques avec une ovulation défectueuse (plateau court). Il est important de la confronter au monitorage de l'ovulation par échographie. La courbe est prolongée sur deux à trois cycles.

Elle est prise en défaut en cas de travail de nuit ou de levées nocturnes.

LA COURBE DE TEMPÉRATURE

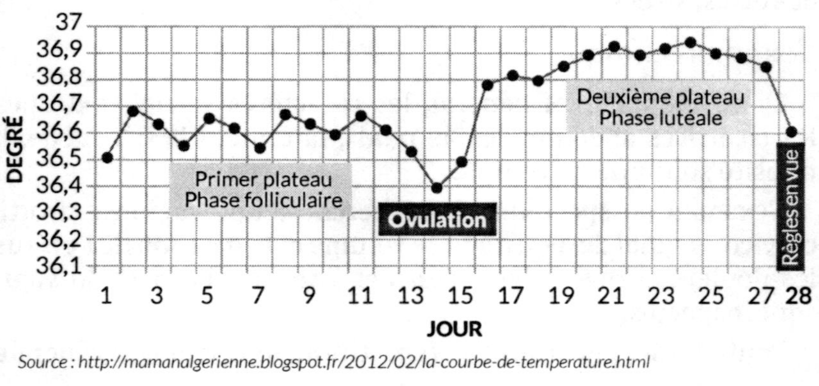

Source : http://mamanalgerienne.blogspot.fr/2012/02/la-courbe-de-temperature.html

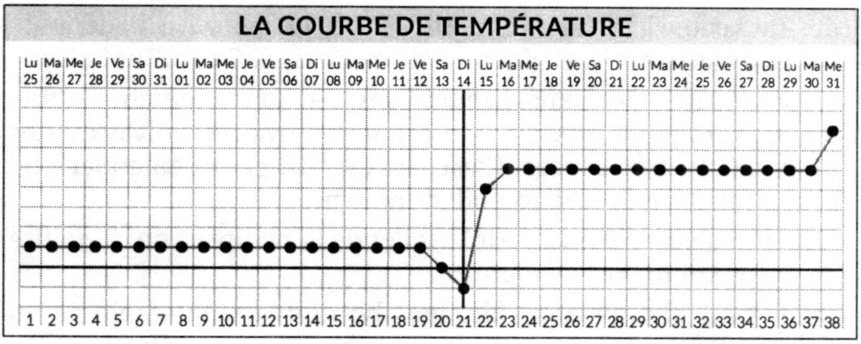

En savoir plus...

La température du corps monte du fait de la sécrétion par le corps jaune de progestérone. Cette hormone est responsable de la hausse de la température consécutive à l'ovulation.

Les dosages hormonaux de base :

Ce sont les hormones sécrétées par l'ovaire et celles de l'axe hypothalamo-hypophysaire qui sont dosées. Leur taux indique le fonctionnement de cet axe. Ce sont en début de cycle à J3, estradiol*, FSH, LH, TSH, prolactine, testostérone.

En savoir plus...

L'estradiol plasmatique traduit la qualité de la sécrétion de l'ovaire (des follicules ovariens en cours de maturation). Si le taux est bas ou effondré, ce peut être une insuffisance ovarienne ou un défaut de stimulation par l'hypophyse.

Le taux de FSH est inférieur à 10 UI/L. Si le taux est élevé il s'agit d'une insuffisance ovarienne. Ce taux contribue à apprécier la réserve ovarienne. On l'associe alors au taux d'estradiol et au nombre de follicules présents dans chaque ovaire. Par contre si le taux est bas, cela signifie un défaut de commande de l'hypophyse.

Un taux de LH élevé fait évoquer le syndrome des ovaires polykystiques et, s'il est associé a une FSH élevé, la ménopause. Un taux effondré marque insuffisance de l'axe hypothalamo-hypophysaire.

Le dosage de la prolactine doit être effectué en dehors de tout stress, le matin au repos. Un taux élevé doit être contrôlé en dehors du stress. Si le dosage est modérément élevé, il faut évoquer une élévation liée à un médicament et le rechercher de nouveau. Si le taux est très élevé, on pense à l'adénome hypophysaire après avoir contrôlé ce dosage. C'est l'IRM alors.

Le dosage des androgènes sert à la recherche d'une hyperandrogénie lors du syndrome des ovaires polykystiques ou pour d'autres causes. C'est alors qu'on peut demander une consultation auprès d'un endocrinologue.

La progestérone à J 22 est le reflet de la réalité et de la qualité du corps jaune post-ovulatoire.

On peut ajouter à ces dosages hormonaux, la sérologie du **chlamydiae trachomatis**, en rapport avec une infection + /- ancienne dont le pronostic se fait sur la qualité des trompes.

Les dosages hormonaux peuvent être effectués en même temps que la surveillance du développement folliculaire ovarien par échographie. C'est un marqueur de la qualité et de la maturation folliculaires. On parle de monitorage de l'ovulation lorsqu'on associe l'échographie ovarienne, l'échographie de l'endomètre et les dosages hormonaux (estradiol FSH, LH), le tout effectué à la même date.

Le test de Hühner ou test post-coïtal :

C'est l'étude du comportement des spermatozoïdes dans la glaire cervicale huit à seize heures après une relation sexuelle sans contraception en période pré-ovulatoire. Il permet de confirmer la présence de l'éjaculat.

Il permet de compter les spermatozoïdes et étudier leur survie dans la glaire cervicale. Ce test post-coïtal peut être effectué sur un cycle spontané ou sur un cycle stimulé. Il est indolore et reproductible aisément.

En savoir plus...

L'examen effectué au laboratoire d'analyses médicales, comprend sous spéculum l'inspection du col qui doit être ouvert, étudie l'aspect de la glaire (filance, transparence, et cristallisation en feuille de fougère) et compte le nombre de spermatozoïdes présents et actifs. Il établit alors un score.

Modalités de réalisation : certaines conditions sont à respecter pour une interprétation optimale :

- Le moment de réalisation : en période pré-ovulatoire (quarante-huit heures avant ovulation) après une abstinence sexuelle de trois à cinq jours. La date est prédite par l'étude des courbes de température des mois précédents.

- La relation sexuelle : c'est une relation complète sans préservatif ni lubrifiant six à vingt heures avant l'examen.
- Établissement du score cervical ou score d'Insler : il est pratiqué lors du prélèvement et caractérise l'état du col et de la glaire par un score avant ovulation. Il n'y a pas de toilette vaginale, l'exocol est nettoyé pour éviter une contamination par les sécrétions vaginales et la glaire endocervicale aspirée puis examinée sur lame.

C'est ainsi que l'on observe :

- L'ouverture du col (entrouvert (1), ouvert (2), béant (3)) ;
- L'abondance de la glaire (faible (1), moyenne (2), importante (3)) ;
- Sa limpidité (eau de roche (3), opalescente (2), trouble (1)) ;
- Sa filance (1-2 cm (1), 2-4 cm (2), du col à la vulve (3)).

La somme des chiffres établit le score :

- Insuffisant : 4-7 ;
- Bon : 8-10 ;
- Excellent : 11-12.

Score d'Insler			
Score	1	2	3
Ouverture du col	Entrouvert	Ouvert	Béant
Abondance de la glaire	Faible	Moyenne	Fontaine
Clarté	Trouble	Opalescente	Eau de roche
Filance	1 à 2 cm	2 à 4 cm	Du col à la vulve

Le test biologique post-coïtal :

Est noté le jour du cycle, le délai depuis la relation sexuelle, le degré de dilatation du col, l'abondance, la filance, la cristallisation et transparence de la glaire ainsi que le nombre de spermatozoïdes par champ, le pourcentage de spermatozoïdes mobiles progressifs, non progressifs et immobiles, et le pH.

Toutes ces données sont à mettre en relation dans le cadre de l'interaction glaire/sperme.

L'examen s'effectue au microscope à l'objectif x 40.

Résultat : Le test post-coïtal est :

- positif s'il y a au moins cinq à dix spermatozoïdes à progression rapide par champ au grossissement x 400.
- négatif si les spermatozoïdes sont absents ou immobiles.

Le score d'Insler permet de valider l'imprégnation œstrogénique.

S'il est bas : il y a erreur de date ou manque d'œstrogène et il peut alors indiquer un traitement complémentaire en œstrogène.

S'il est normal : il valide le comportement des spermatozoïdes dans la glaire.

Ce test ne dispense pas du spermogramme.

L'échographie pelvienne endovaginale et transvésicale :

L'échographie est une technique d'exploration de l'intérieur du corps basée sur les ultrasons. Elle peut avoir lieu par voie cutanée, abdominale, et/ou pelvienne. Appliquée dans le domaine de l'infertilité, elle s'adresse à l'homme mais surtout à la femme pour visualiser et analyser l'appareil génital interne ; vagin, utérus, ovaires, et masses tumorales. Les trompes ne sont pas visualisables si elles sont de taille normale. L'examen est daté par rapport aux règles.

Cet examen est indolore, reproductible et sans danger. Il évalue statiquement l'anatomie génitale et dynamiquement les variations de cette anatomie selon le cycle.

Le moment dans le cycle est important : les modifications cycliques de l'endomètre et des ovaires sont suivies par l'échographie et comparées à celles attendues.

Elle permet de :

- Suivre l'évolution de l'épaisseur de l'endomètre et son aspect, en rapport avec l'imprégnation hormonale.
- Rechercher la réserve ovarienne autour de J 5 pour compter le nombre de follicules susceptibles d'être recrutés.
- Suivre aussi le développement du follicule ovarien jusqu'à l'ovulation et sa transformation en corps jaune.
- Compter le nombre de follicules lors des stimulations et les comparer à la sécrétion hormonale par prise de sang simultanée pour apprécier la qualité de (s) l'ovule (s). C'est

un monitorage de l'ovulation. Ce monitorage peut être sur cycle spontané ou bien lors d'AMP*. Le suivi montre la bonne qualité de la stimulation et décide du déclenchement de l'ovulation.

- Évaluer la morphologique de l'appareil génital :
  - malformation utérine (utérus unicorne, bicorne, utérus cloisonné, hypoplasique) ;
  - synéchies* ;
  - polype de l'endomètre ;
  - fibrome utérin ;
  - adenomyose*.

À côté de la cavité utérine, l'échographie explore les annexes :

- hydrosalpinx* ;
- ovaires polykystiques ;
- kyste fonctionnel de l'ovaire ;
- kyste organique de l'ovaire (séreux, endomètriosique, dermoïdes).

Les deux voies d'exploration sont complémentaires. La voie abdominale est privilégiée en cas de contre-indication à la voie endovaginale.

L'hystérosonographie

L'HYSTÉROSONOGRAPHIE

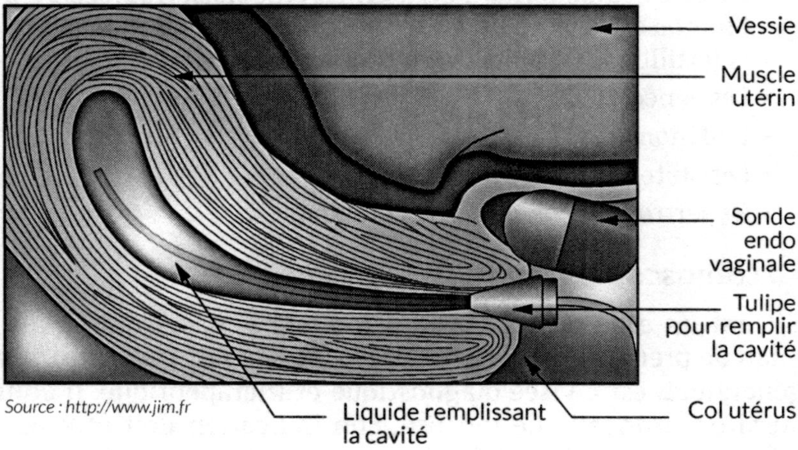

Source : http://www.jim.fr

L'échographie pelvienne peut être effectuée après injection d'eau dans la cavité. Elle visualise mieux les anomalies de l'endomètre vers J 5/10. Il n'y a pas d'anesthésie (contrairement à l'hystéroscopie) et elle est peu douloureuse (contrairement à l'hystéroscopie). Il n'y a pas d'irradiation. Il n'y a pas d'allergie. Cela permet dans le même temps l'exploration de la paroi utérine, de la muqueuse endométriale et de la cavité. Cela permet de bien voir une pathologie de la cavité et aussi de la cavité pelvienne comme les pathologies des annexes (kystes...).

L'hystéroscopie

À l'aide d'un hystéroscope, c'est l'observation par une caméra de la cavité utérine dilatée par du sérum physiologique ou du glycocolle sous une pression contrôlée. Elle se fait sous anesthésie générale. C'est un examen plus invasif, de seconde intention. Il peut s'y associer un geste opératoire type résection ou biopsie de l'endomètre par exemple.

Indication : le plus souvent c'est suite à l'échographie ou à l'HSG, devant une image évoquant un polype ou une anomalie intracavitaire.

Résultat :

- On peut visualiser un polype qui peut être alors réséqué.
- Il peut s'agir d'un fibrome bombant dans la cavité, dont l'ablation en hystéroscopie peut se discuter. On distingue ainsi le fibrome sous-muqueux et le fibrome interstitiel.
- Il existe des malformations utérines type cloison qui séparent l'utérus en deux cavités. La résection de la cloison améliore la fertilité. C'est alors une hystéroscopie opératoire.
- Les synéchies.
- L'adénomyose.
- Les suites du distilbène.
- Hypertrophie polypoïde de l'endomètre.

La cœlioscopie

C'est un examen plus invasif indiqué si nécessaire après le bilan de première intention. Cet examen se fait sous anesthésie générale. Il est à visée diagnostique et thérapeutique. Il donne aussi un pronostic de fertilité. Son indication doit être pesée minutieusement du fait du risque opératoire.

En savoir plus…

Principe : on réalise par insufflation de gaz carbonique un espace entre la paroi abdominale et les organes abdominaux de façon à voir chacun d'eux ainsi que leurs rapports.

Elle est recommandée devant des suspicions de pathologie tubaire (antécédents infectieux, appendiculaire compliqué, salpingite, sérologie chlamydiae trachomatis positive, hydrosalpinx, suspicion d'endométriose).

On peut ainsi observer s'il existe des adhérences entre le tube digestif et la paroi ou avec les organes génitaux. Ou bien entre les différentes parties des annexes et l'utérus. On peut voir une pathologie des trompes (dilatation, hydrosalpinx…), de l'utérus (malformation comme utérus double, fibromes) ou des ovaires (kystes endométriosiques ou d'autres natures). On peut effectuer une épreuve au bleu de méthylène pour visualiser la perméabilité des trompes. Après cette inspection, on peut compléter par un geste thérapeutique pour enlever les adhérences, ôter un kyste, enlever une trompe (salpingectomie) selon le bilan.

CŒLIOSCOPIE DIAGNOSTIQUE

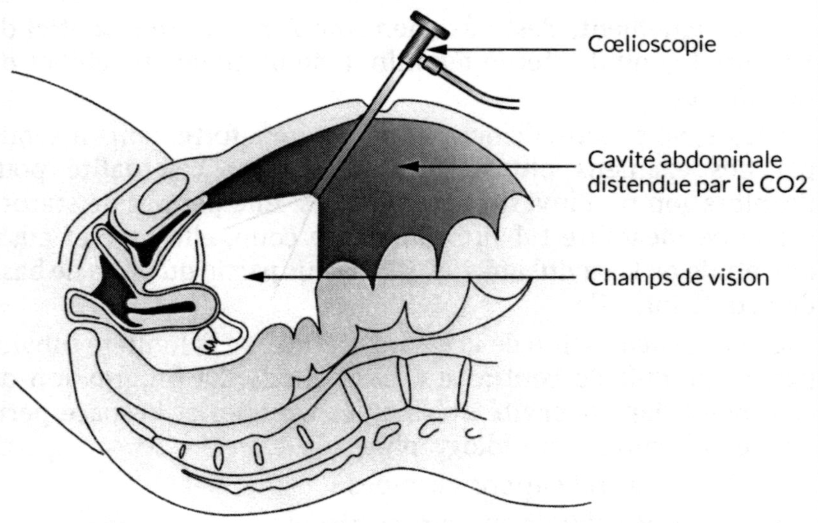

Source : http://www.gynecologue-letallec.fr/nos,prestations,gynecologie,la,coelioscopie.html

Hystérosalpingographie (HSG)

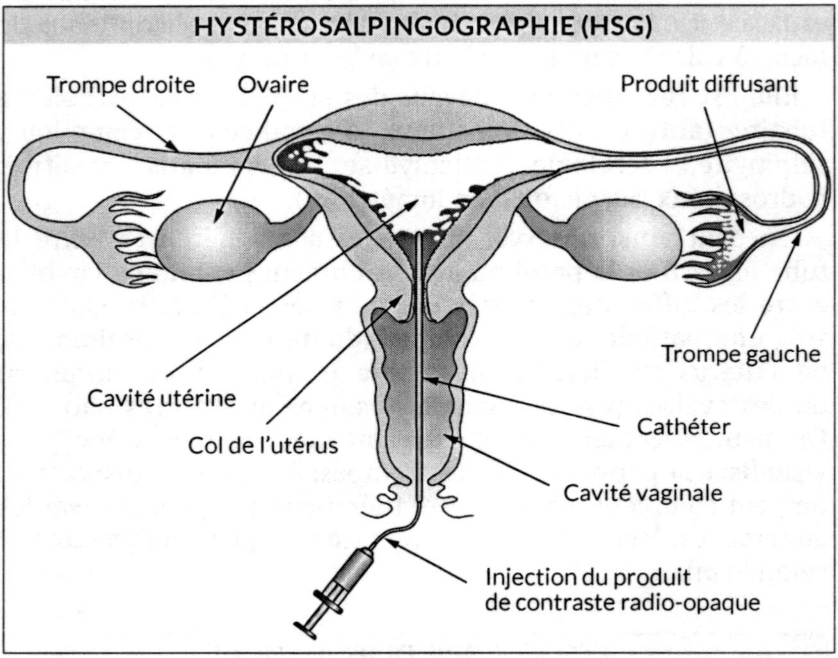

Historiquement, c'est l'examen complémentaire essentiel de l'appareil génital interne féminin, il se pratique en cabinet de radiologie.

L'HSG voit actuellement son intérêt fortement atténué par des examens plus récents. Elle reste d'actualité pour l'exploration non invasive des trompes. Elle permet de statuer sur la perméabilité tubaire. Du même coup, elle permet aussi une étude de la cavité utérine. L'HSG fait partie du bilan de base du couple infertile.

C'est l'opacification de la cavité utérine, de la lumière tubaire par un produit de contraste à base d'iode. La progression de ce produit dans la cavité utérine, les trompes et l'espace périovarien est suivie par radiographie.

Deux contre-indications absolues :

- L'infection génitale en cours ou récente.
- La grossesse débutante.

L'examen est réalisé entre la fin des règles et le treizième jour du cycle, en dehors de tout saignement qui en modifie l'interprétation (règles, métrorragies).

Tenir compte des allergies à l'iode, d'un antécédent de valvulopathie (prévention d'une endocardite), et prescrire une antibiothérapie si une infection est découverte lors de l'examen.

En savoir plus...

La patiente est installée en position gynécologique sur la table de radiologie. Après la pose du spéculum, une tulipe est posée sur le col.

Elle est solidarisée au col par une aspiration douce (ventouse). On peut remplacer cette tulipe par un petit cathéter selon la taille et la position du col. Le produit de contraste est lentement injecté dans la cavité. Cela peut occasionner des contractions plus ou moins bien perçues. On réalise sept clichés : avant l'injection, à plusieurs temps du remplissage et vingt minutes après le retrait du matériel. L'observation en radioscopie permet de bien choisir la prise de ces clichés (incidence de face profil et trois quarts pour visualiser au mieux les trompes).

Au niveau des effets secondaires, on peut observer une réaction allergique type urticaire, des douleurs à type de spasme durant l'examen, lipothymie.

Le risque essentiel est l'infection secondaire par réveil d'un foyer local. Il faut débuter alors un traitement anti-infectieux.

Soit l'examen est de principe pour valider la perméabilité tubaire, soit du fait d'antécédent on contrôle les conséquences d'une infection, ou des suites opératoires.

Résultat : mise en évidence d'une pathologie des trompes à type d'obstacle, anomalie de la muqueuse, dilatation des trompes, hydrosalpinx (dilatation fermée), rigidité de la paroi dont on peut préciser la localisation sur la trompe.

La cœlioscopie peut venir compléter cet examen afin d'effectuer un geste thérapeutique.

Mais cet examen a des limites : la pathologie tubaire peut ne pas être vue, sous-estimée ou bien surestimée, par exemple dans les spasmes tubaires de la partie proche de la trompe. Quelquefois, la pression du liquide arrive à « ré-ouvrir » la perméabilité tubaire. On voit alors le produit stagner puis gagner le reste de la trompe.

L'HSG visualise aussi la cavité utérine. On peut alors trouver des synéchies utérines, de l'adénomyose, une malformation utérine (DES).

IRM et scanner peuvent venir compléter éventuellement une recherche de pathologie.

Chez l'homme

Test post-coïtal : voir bilan féminin.

Le spermogramme : c'est l'examen de base. Il est indispensable. Il est effectué après trois à cinq jours d'abstinence et doit être répété une seconde fois pour le confirmer. Il est obtenu par masturbation et recueil dans un récipient stérile, au laboratoire directement. Cela écarte toute erreur sur la qualité du prélèvement.

En savoir plus...

Le biologiste étudie l'aspect immédiat et le temps de liquéfaction, ainsi que le pH. Il compte le nombre d'éléments par ml ainsi que les leucocytes et autres cellules associées. Il classe l'aspect et les anomalies des différents spermatozoïdes. Il étudie la mobilité immédiate des spermatozoïdes et dans les heures qui suivent.

La spermoculture est utile pour mettre en évidence une infection qui peut altérer la vitalité ou le nombre des spermatozoïdes.

Devant un nombre insuffisant ou bien une mobilité insuffisante, on peut compléter le bilan par un test de migration en milieu de survie.

Un spermogramme dit normal n'exclut pas l'homme dans l'infertilité du couple.

Volume	2 à 6 ml
Leucocytes	Inf. à 1 million par ml
Concentration	Sup. à 20 millions par ml
Nombre par éjaculat	Sup. 40 millions
Mobilité	Sup. à 50 % mobilité progressive Sup. à 25 % mobilité rapide a 1 h
Vitalité	Sup. à 50 %
Morphologie	Sup. à 15 % de forme normale

Les dosages hormonaux :

FSH, androgènes.

En résumé, le bilan de base :

Après l'anamnèse du couple, ensemble et séparément, ainsi qu'un examen physique, il comprend les examens suivants :

- Côté féminin : la courbe de température, l'hystérosalpingographie, les dosages hormonaux statiques à J 3 de LH, FSH, œstrogènes, prolactinémie ; à J 22/24 de la progestérone, le test post-coïtal, sérologie chlamydiae trachomatis.
- Côté masculin : le test post coïtal, le spermogramme, le spermocytogramme, la spermoculture, le test de migration en milieu.

Dans tous les cas, une information est donnée notamment sur la fécondité en fonction de l'âge, l'action délétère du surpoids, du tabac, des toxiques. L'accent est mis sur la fréquence des relations sexuelles, un jour sur deux en période ovulatoire.

Il ne faut pas négliger les mesures hygiéno-diététiques et le mode de vie.

Au-delà de ce bilan et selon les résultats, d'autres examens peuvent venir préciser la recherche d'une cause.

Les causes de l'infertilité

Chez la femme

Les causes liées aux trompes

Dans environ trente pour cent des cas, il s'agit d'une altération des trompes plus ou importante.

Huit fois sur dix, l'origine est infectieuse. Il s'agit alors d'une salpingite liée soit à une maladie sexuellement transmise (quatre-vingt-cinq pour cent) ou bien à des manœuvres endo-utèrines comme un curetage, une fausse couche, une hystérographie, une endométrite post-accouchement...

Deux fois sur trois, cette infection est passée inaperçue. Le germe retrouvé est souvent le chlamydiae trachomatis. Il peut être responsable de la salpingite, et a comme caractère d'avoir souvent des manifestations peu démonstratives. Le diagnostic est difficile.

L'endométriose est la seconde cause. Il n'y a pas de parallèle entre l'importance des lésions et leur répercussion sur la fertilité.

Elle agit souvent par les adhérences autour des trompes et des ovaires.

En savoir plus...

La lésion tubaire peut être une oblitération totale ou bien partielle.

La sérologie du chlamydiae trachomatis fait partie du bilan.

C'est l'hystérographie qui permet de mettre en évidence cette pathologie. Une cœlioscopie secondaire peut compléter les investigations. Elle évalue les facteurs pronostics pour envisager si le traitement cœlioscopique est possible. Elle traite alors les complications autour de l'utérus et des annexes et permet une salpingoplastie. On peut de plus effectuer une salpingoscopie. La salpingoscopie permet de voir à l'intérieur des trompes la qualité de la muqueuse tubaire.

À l'issue de ces investigations, on s'oriente soit vers la réparation des lésions par cœlioscopie soit vers la PMA*.

L'endométriose

Elle est fréquemment découverte chez les patientes en cours de bilan de la fertilité, quarante pour cent des femmes en cours de bilan en sont atteintes. Il n'y a pas non plus de relation entre l'importance de la maladie et l'infertilité. De petites localisations peuvent avoir plus d'importance que des endométrioses majeures.

La cœlioscopie est la base du diagnostic de l'endométriose. Elle fera suite au bilan de base de l'infertilité. On peut aussi avoir recours à l'IRM.

Définition : c'est la présence de tissu endométrial fonctionnel en dehors de la cavité utérine. Ce tissu suit les variations des œstrogènes du cycle et aura des manifestations en fonction du lieu d'implantation. Ce n'est pas un cancer. Le traitement est celui des lésions causées par la maladie : adhérences, kystes, nodules hémorragiques sur un plan chirurgical. Sur un plan médical, il s'agit d'empêcher l'endomètre de s'épaissir et pour cela on utilise les progestatifs en continu qui amincissent la muqueuse ou bien un traitement qui mime la ménopause pour supprimer cette muqueuse. À l'issue du traitement, il y a disparition des signes cliniques et optimisation de la fertilité.

En savoir plus...

Elle affecte cinq à dix pour cent des femmes en âge d'avoir un enfant. Ce tissu subit le cycle hormonal menstruel avec épaississement puis desquamation sur le lieu de cette endométriose. Localement, selon où le tissu s'est greffé l'endomètre ectopique crée une inflammation, des adhérences, un kyste. Cela peut expliquer l'infertilité par l'inflammation du péritoine gênant la maturation des ovules et la fécondation, ou une action sur la circulation tubaire. Il peut n'y avoir aucune manifestation clinique ou bien on peut retrouver douleur des règles (dysménorrhée), douleur lors des relations sexuelles (dyspareunie), douleur pelvienne, lourdeur pelvienne, troubles digestifs ou urinaires.

Le point commun de ces manifestations est leur caractère cyclique, simultané aux règles.

Une localisation particulière est l'endométriose utérine ou adénomyose. Le tissu endométrial normalement superficiel dans la cavité, se retrouve dans l'épaisseur de la paroi du muscle utérin donnant des dysménorrhées et ménométrorragies pouvant occasionner une gêne à la nidation, et/ou à la migration des spermatozoïdes. Le diagnostic est évoqué parfois lors de l'hystérographie mais surtout est fait par l'IRM et l'échographie pelvienne permettant la mise en évidence de lésions associées (kyste, fibrome). Les fausses couches lors de grossesses sont alors plus fréquentes.

Mécanisme de constitution de l'endométriose :

L'endométriose peut être congénitale, ou bien consécutive à un reflux de sang par les trompes. On évoque aussi une transformation de cellule en place en cellule endométriale à partir de cellules mal différenciées (métaplasie). Il existe probablement des facteurs génétiques prédisposant à l'endométriose. Elle se constitue Rarement sur une cicatrice (césarienne, épisiotomie...) ou à distance (poumon...). Elle est hormono-dépendante (œstrogènes).

L'excès d'acidité de la glaire cervicale

(voir chapitre sur l'équilibre acido basique dans la deuxième partie)

La présence d'infection chronique vaginale marque la persistance de conditions favorables à l'infection locale peu propice à la survie des spermatozoïdes. Il en est de même de la vaginose, trouble de l'écologie vaginale.

Les troubles de l'ovulation

L'ovulation n'a pas lieu ou bien l'ovule n'est pas mûr. Le contexte est celui d'une stimulation par les hormones hypophysaires qui n'est pas correct : absence de cycle, sécrétion imparfaite, interaction avec d'autres systèmes hormonaux, interaction avec des stimulations d'autres natures. Le champ est large et hormis l'absence d'ovulation, la frontière entre ovulation dite normale et celle qualifiée d'insuffisante est difficile à établir. La prise d'œstroprogestatif à visée contraceptive peut masquer un trouble de l'ovulation aussi longtemps que cette prescription est maintenue. Le cycle apparaît régulièrement. À l'arrêt, le trouble persiste alors que les troubles des cycles sont souvent oubliés.

Mme Angèle D. âgée de trente-six ans consulte pour cycle long. En effet, depuis l'installation des règles, ses cycles sont de quatre à six mois. Elle prend néanmoins une contraception orale durant quinze ans et, à l'arrêt, retrouve la même cadence. Physiquement, le développement est normal. Échographiquement, les ovaires sont normaux. Les règles sont normalement déclenchées par les progestatifs. Une première grossesse spontanée, avec avortement précoce spontané. Elle est de nouveau enceinte dès le cycle suivant... C'est l'échographie qui permet de préciser que le début de grossesse est quatorze jours après ses règles. Lorsqu'elle désire un nouvel enfant deux ans après, il se passe la même chose. La grossesse survient sur des cycles espacés, sans aides préalables.

La mise en évidence de ces causes est fondée sur l'examen clinique, la courbe de température, les dosages hormonaux, une échographie pelvienne. Le reste du bilan de base doit être prescrit afin de ne pas négliger une cause associée, féminine ou masculine.

Les causes hautes

Certaines affections ont une incidence sur la fertilité. C'est le cas de carences nutritionnelles, de l'obésité, insuffisance rénale avec hémodialyse, insuffisance surrénalienne, maladie de Cushing, hypothyroïdie.

Dans **l'anorexie mentale**, il existe un trouble de l'ovulation sévère. Il y a même très souvent une association avec une aménorrhée. Le pronostic est sévère du fait des troubles psychiques. La reprise du poids va de pair avec la reprise de l'ovulation. La survenue des règles est le témoin de l'amélioration. L'orientation thérapeutique est d'une part la prise en charge des manifestations psychiques et d'autre part la prévention des carences nutritionnelles.

Les atteintes iatrogènes : ce sont des traitements dont l'arrêt permet de restaurer l'ovulation le plus souvent rapidement. Il en est ainsi de certains neuroleptiques, œstroprogestatif, antidépresseurs, anti-épileptiques, opiacés, anti-ulcéreux, la chimiothérapie, la radiothérapie.

L'élévation de la prolactine est une hormone produite par l'hypophyse. L'élévation de son taux dans le sang peut entraîner une aménorrhée galactorrhée. Il s'agit d'un écoulement lacté des deux seins et de la disparition du cycle. C'est une situation extrême. Les causes peuvent être fonctionnelles ou organiques sous forme de tumeur de l'hypophyse à sécrétion de prolactine : adénome hypophysaire. Son diagnostic est évoqué devant des troubles visuels, des céphalées et une radiographie de la selle turcique. La tumeur est objectivée par une IRM cérébrale. Les traitements sont soit chirurgicaux soit le plus souvent médicamenteux par des molécules antihyperprolactinémique. La restauration du cycle et de l'ovulation est le signe d'une efficacité thérapeutique. Le traitement nécessite une surveillance régulière de longue durée.

La maladie de Stein Leventhal : l'albuginée de l'ovaire est épaissie et les ovulations ne se font pas ou mal. Sont associés une obésité, une hyperandrogénie, des cycles longs ou absents, parfois un diabète sucre. À l'échographie les ovaires sont augmentés et très riches en follicules. Le traitement comprend en premier lieu un régime alimentaire restrictif et diabétique si nécessaire, l'amélioration de l'ovulation pouvant se faire par cette seule attitude. On peut avoir ensuite recours à l'induction de l'ovulation soit par le citrate de clomifène soit par injection, la drill biopsie ou multiperforation des ovaires en cœlioscopie étant réservée dans les cas réfractaires. Elle n'est pas dénuée de risque compte tenu de l'état général (surpoids).

Les causes basses

La dysgénésie gonadique est un trouble du développement de la gonade.

Il existe le syndrome de Turner où une anomalie du nombre de chromosomes est responsable d'une malformation comportant un défaut de formation de l'utérus avec des ovaires replacés par des bandelettes sans follicule. Il n'y a pas de puberté et c'est un traitement hormonal substitutif qui permet le développement des caractères sexuels secondaires. Pas de grossesse possible.

Il existe des formes moins complètes de syndrome de Turner avec des ovaires actifs durant une courte période et une infertilité. La cause est là aussi chromosomique.

Enfin la gonade peut avoir disparu sans anomalie génétique. Il n'y a pas de puberté. Le traitement est hormonal.

L'insuffisance ovarienne prématurée survient avant quarante ans. Il n'y a plus d'ovulation. À l'échographie, les ovaires présentent encore des follicules. Le plus souvent l'infertilité est définitive.

En savoir plus...

Il n'y a plus de règles depuis au moins quatre mois et la FSH plasmatique est très élevée (supérieure à 40 UI/l). Ce dosage doit être renouvelé plusieurs fois avant d'affirmer le diagnostic. Elle peut être la conséquence de traitement comme une chimiothérapie ou une radiothérapie. La prévalence est de un pour mille avant trente ans et de un pour cent chez une femme de moins de quarante ans. Les causes génétiques sont peu fréquentes. Le recours à l'AMP constitue la seule solution dans les autres cas : c'est le transfert sur l'organisme préparé par un traitement hormonal substitutif d'un œuf fécondé provenant d'une donneuse (don d'ovocytes). On ne peut pas affirmer le caractère définitif de l'infertilité. La fertilité est imprévisible et faible. Elle est favorisée par le THS.

La ménopause précoce est la survenue de la ménopause avant quarante ans. Il peut y avoir un caractère familial. L'extinction des follicules se fait prématurément et il n'y a plus d'ovulation. La ménopause s'installe alors avec les manifestations de la carence en œstrogènes. Compte tenu du grand nombre de désirs de grossesse tardifs, cette situation n'est plus rare. On ne retrouve pas de facteur de risque. L'attitude thérapeutique est l'AMP par don d'ovocytes.

La dystrophie ovarienne : il n'y a pas ou peu d'ovulations, les cycles sont parfois longs, les règles douloureuses. Biologiquement, il y a inversion du rapport FSH/LH à J3. À l'échographie, les ovaires sont chargés de follicules comme un damier.

Il s'agit souvent de femmes plutôt minces, perfectionnistes, stressées, longilignes. Le traitement est la stimulation ovarienne par citrate de clomifène et, en cas d'échec, des injections de gonadotrophines.

Chez l'homme

Les causes masculines sont essentiellement explorées par l'étude du sperme. Compte tenu de sa fréquence, une atteinte masculine doit être toujours évoquée.

Deux types de causes :

- Soit les spermatozoïdes sont présents mais ne sont pas excrétés ou sont absents car il y a obstacle à leur passage.
- Soit ils ne sont pas constitués ou mal constitués dans le testicule.

Les atteintes sécrétoires ou testiculaires

Elles sont soit congénitales soit acquises.

Les testicules sont plus petits et la FSH élevée. Au pire, il n'existe pas de spermatozoïdes au spermogramme (azoospermie*) mais souvent il peut exister une oligo-astheno-terato-spermie* (spermatozoïdes en nombre insuffisant, peu mobiles et mal constitués).

Les causes congénitales : Insuffisance hypothalamo-hypophysaire, cryptorchidie traitée ou non, hypospadias, varicocèle au pronostic réservé, absence des canaux déférents avec le risque de mucoviscidose (enquête génétique), anomalie sur les voies séminales. Il existe des causes génétiques telles que le syndrome de Klinefelter ou des recombinaisons génétiques. Le conseil génétique associé au spermogramme apprécie l'importance et donne un pronostic.

Les causes acquises : Orchite après la puberté (oreillons), chimiothérapie, cancer des testicules, varicocèle iso dont le traitement améliore la fertilité, infection (MST) notamment au germe chlamydiae trachomatis touchant la prostate, cure de hernie inguinale, kyste épididyme, traumatisme des bourses, torsion du testicule.

L'état général interfère aussi avec la spermatogenèse : obésité, maigreur, intoxication alcoolique ou de toxiques, stress, tabac.

Attitude thérapeutique :

Parfois le traitement de la cause permet de retrouver une fertilité, mais le plus souvent c'est le traitement biologique du sperme qui permet d'aboutir à soit une IIU* (insémination intra-utérine) ou une ICSI* (*intra cytoplasmic injection*). On effectue une sélection des spermatozoïdes actifs par migration en milieu spécial afin de les dégager des autres. On a besoin alors seulement de un million de spermatozoïdes pour une IIU et de quelques-uns pour une ICSI. Dans ce cas, il est possible d'aller les prélever chirurgicalement dans le testicule.

Les atteintes excrétoires

Ici aussi les causes peuvent être congénitales ou acquises. Le volume testiculaire est normal ainsi que la FSH. L'azoospermie est le plus souvent retrouvée. L'échographie montre l'état des organes génitaux externes, internes et des reins.

La prise en charge aussi peut être chirurgicale avec anastomose des canaux, ou médicale par antibiotique et anti-inflammatoire lors de l'infection. En dernier lieu c'est le recueil de spermatozoïdes qui permet de faire appel à la PMA.

Les autres causes

L'anorgasmie et l'anomalie de l'éjaculation lors de l'anorgasmie. La prise en charge est sexologique. Mais il est parfois nécessaire d'envisager le prélèvement direct des spermatozoïdes pour une AMP. Cette situation est aussi rencontrée dans les lésions de la moelle épinière comme la paraplégie ou la tétraplégie.

La dysérection apparaît quelquefois dans la course à la grossesse où la relation sexuelle n'est plus en rapport avec le désir sexuel. On la rencontre aussi lors de maladies comme le diabète sucre ou la prise de certains médicaments.

Quelques cas concrets

Mme Catherine C. âgée de vingt-six ans consulte très inquiète car la grossesse n'arrive pas. Le désir du couple remonte à dix-huit mois. Récemment, sur le bilan de base, on lui a annoncé une endométriose (par hystérographie). Par la même occasion, on lui a parlé de stérilité et de recours nécessaire à l'AMP. La courbe de température montre un plateau court et il existe un syndrome prémenstruel. Un traitement inducteur de l'ovulation lui permet d'obtenir une grossesse.

Ce cas nous montre qu'il ne faut pas se précipiter sur un diagnostic.

J'ai suivi la grossesse de Mme Carine G. âgée de trente-quatre ans. Il s'agissait d'une grossesse gémellaire obtenue par ICSI pour oligo-asthéno-spermie (OAS) sévère et sténose tubaire. L'accouchement a eu lieu par césarienne et les suites ont été simples. Devant l'affirmation de stérilité définitive annoncée avant la grossesse, elle ne reprend pas la contraception. Et une grossesse spontanée survient neuf mois après !*

Rien n'est sûr de manière définitive !

Mme Véronique D. âgée de vingt-huit ans consulte pour désir de grossesse. Elle pèse quarante-cinq kilos pour un mètre soixante-douze. Elle est très active. Elle n'a plus de règles depuis l'arrêt de sa contraception orale il y a dix mois. Elle fait du sport de façon très intense. Le bilan montre simplement un profil de dystrophie ovarienne. L'induction de l'ovulation permet d'obtenir une première grossesse.

Sandrine U. consulte avec son partenaire. Ils ont vingt-trois ans, et on leur a parlé de stérilité suite à une infection du conjoint. En effet, il existe une OAS sévère avec leucospermie. Il suit un traitement antibiotique. Je les revois six mois après pour une grossesse.

Mme Françoise D. est âgée de trente ans quand la cœlioscopie diagnostique conclut, à l'issue du bilan de couple, à une stérilité inexpliquée. Il n'existe pas d'éléments qui permettent d'expliquer la situation. Il est fait sept IAC puis trois FIV sans résultat. Spontanément une grossesse démarre. Il s'agit d'une GEU*. La trompe est enlevée. Il y a une endométriose très modérée à la cœlioscopie opératoire. Huit mois après, une première grossesse de déroulement normal et d'issue normale survient, suivie de trois autres de même déroulement.*

Mme Anne C. âgée de trente et un ans consulte avec son mari. Sans échéance, elle arrête toute contraception depuis deux ans et malgré un cycle régulier et des relations fréquentes il n'y a pas de grossesse. Après un entretien sur leur histoire, des explications sur l'obtention de la grossesse, je leur prescris un bilan de base. Avant le rendez-vous du spermogramme, la grossesse démarre.

Julie B. âgée de vingt-six ans consulte avec son mari pour absence de grossesse depuis vingt mois. Le bilan de base montre une sécrétion inappropriée de LH évoquant une dystrophie des ovaires, le restant du bilan est normal. Cette jeune femme est stressée, trop mince. Je lui propose avant tout traitement médical des séances d'acupuncture et d'ostéopathie. La grossesse démarre trois mois après.

Conclusion

Au terme du bilan, nous sommes amenés à faire un constat dans deux directions opposées :

- Une orientation a été donnée par le bilan et sa correction a permis d'aboutir à la grossesse. Troubles de l'ovulation, infection masculine, endométriose, varicocèle ont pu trouver une solution...
- Soit une cause a été désignée et corrigée mais la grossesse n'a pas été obtenue. Soit encore il n'a pas été trouvé de cause au bilan, alors on parle de stérilité inexpliquée. Sa définition varie selon l'importance du bilan au-delà du bilan de base, le recours à l'AMP permet alors d'ignorer la cause. Cette aide consiste à obtenir la fécondation extracorporelle et à réimplanter l'œuf au bout de trois à cinq jours.

La cause, même si elle a été détectée, peut néanmoins être responsable de grossesse à haut risque ou d'avortement précoce.

Malgré ces recours, la grossesse peut ne pas démarrer. À côté des examens rationnels et reproductibles existent des attitudes diagnostiques qui ne manquent pas d'intérêt. En effet, les couples « laissés pour compte » ont encore devant eux des solutions à envisager.

Ce bilan tel qu'il est pratiqué s'adresse au corps dans sa dimension organe de reproduction. Il ne tient pas compte de la dimension mentale, émotionnelle et énergétique qui intervient. Comme les exemples cliniques nous le laissent entrevoir, les blocages peuvent être liés à l'histoire propre des patients et il s'agit aussi de considérer ce versant pour expliquer et cheminer dans l'aide à leur apporter. Nous devons considérer l'être dans son ensemble et le couple dans son histoire et son interaction.

L'approche holistique

La fécondabilité est la probabilité mensuelle d'obtenir une grossesse. Dans l'espèce humaine, elle est d'environ vingt à vingt-cinq pour cent par cycle à vingt-cinq ans. Le délai entre le désir de grossesse et l'obtention de celle-ci est de six mois à un an pour neuf couples sur dix. Ce délai est considéré comme pathologique au-delà de deux ans. La femme n'est féconde que quelques jours par mois et l'âge est un facteur majeur d'altération de la fertilité, elle diminue après trente ans et ceci s'accélère avec le temps.

De nombreux facteurs influent sur la fertilité humaine comme l'héritage génétique, la nutrition, les addictions (alcool, tabac), le contexte socio-économique, les émotions, le mode de vie.

Un intérêt tout particulier doit donc être porté aux facteurs environnementaux qui peuvent être modifiés.

Cette deuxième partie ouvre un espace qui aborde tous les liens entre le plan physique, le plan psychique et comment notre inconscient peut détenir des mémoires et des sabotages empêchant la grossesse.

L'être humain est composé d'une multitude de plans indissociables. De ce fait, un blocage sur un plan agit-il sur les autres.

Il est illusoire de fragmenter chaque plan de l'individu, car l'être humain ne fonctionne pas comme cela.

L'approche holistique a donc pour vocation d'explorer toutes les dimensions de l'être humain et de concevoir ce dernier comme un tout.

La nature nous montre que rien en son sein ne fonctionne de façon isolée. Un système écologique fonctionne automatiquement en symbiose avec d'autres systèmes et si un système vient à être perturbé, ce sont tous les autres systèmes qui sont menacés. Il en est de même pour l'être humain.

Toutes les médecines traditionnelles telles que les médecines ayurvédique, chinoise, tibétaine ont à cœur de soigner non pas des organes mais la personne tout entière en tenant compte de la trinité : corps, âme, esprit. Il en est de même pour les médecines naturelles que nous allons aborder dans cette partie.

Et si l'enfant ne paraissait pas à cause de blocages physiques, émotionnels ou inconscients que la médecine classique ignore ?

Sur le plan physique

Chez la femme

L'excès d'acidité de la glaire cervicale

Nous avons parlé dans la première partie de la glaire cervicale. Nous allons développer ici une approche plus naturopathique de l'équilibre acido-basique de cette dernière.

Définissons ce que signifie « acide » et « basique » ou « alcalin », qu'appelle-t-on pH et système tampon ?

Le pH est l'unité de mesure du degré d'acidité ou d'alcalinité d'une solution. On a coutume de dire qu'un acide est un donneur de protons et qu'une base est un accepteur de protons, ou un donneur d'électrons.

Le pH est donc le chiffre mesurant le degré d'acidité ou d'alcalinité d'un liquide. Ce chiffre est compris entre 0 et 14.

De 0 à 7, on parle d'acidité décroissante.

À 7, on parle de neutralité.

De 7 à 14, on parle d'alcalinité croissante.

C'est une question de convention. Ainsi, les liquides biologiques qui auront une valeur de pH inférieur à 7 seront appelés des solutions acides, et inversement les liquides biologiques de valeur supérieure à 7 seront appelés des solutions basiques ou alcalines.

Ces valeurs ont une importance majeure pour le bon fonctionnement des processus vitaux. En effet, dans un système biologique vivant, toute variation importante et brutale des valeurs du pH peut porter préjudice à la vie. Aussi existe-t-il un certain nombre de systèmes de protection qui veillent à éviter de brusques et grandes variations du pH. On appelle ces systèmes des systèmes tampons.

Ceux-ci existent à tous les niveaux de l'organisme, mais les plus connus sont les systèmes tampons du tissu sanguin. Là existent des systèmes tampons nombreux et efficaces car les variations du pH sanguin ne peuvent être que très minimes.

Des systèmes équivalents existent à tous les niveaux de l'organisme.

Chaque viscère de l'appareil digestif fonctionne de manière optimale dans une ambiance acido-basique qui lui est propre. Il en est de même pour la muqueuse utérine. Cette valeur est différente d'un viscère à l'autre. Si pour un viscère donné, ses conditions de pH ne sont pas respectées, son travail sera amoindri, et l'enchaînement des processus qui lui font suite s'en trouvera perturbé. Tout commence au niveau digestif. Afin de permettre le bon fonctionnement de l'ensemble, il est donc important que, pour chaque segment du tractus digestif, les valeurs de pH soient respectées.

La pepsine stomacale acide casse les protéines en polypeptides. La trypsine pancréatique les transforme en acides aminés, mais le pH du chyme doit être ramené à des valeurs plus alcalines pour permettre la digestion des graisses, des hydrates de carbone et des protéines.

Si le milieu alimentaire est trop acide au niveau du duodénum, la digestion des graisses, des hydrates de carbone et des protéines reste incomplète et leur décomposition se produit dans l'intestin grêle et le côlon, provoquant le développement d'une flore anormale en qualité et en quantité, responsable de putréfaction, de constipation et d'auto-intoxication.

Les processus de fermentation et putréfaction :

Les micro-organismes des matières fécales appartiennent à des espèces très variées, les unes aérobies, les autres anaérobies. On estime que le corps microbien représente environ un tiers de la masse fécale. L'activité microbienne est maximale dans le cæcum est capable d'effectuer la synthèse de nombreuses vitamines (vitamines K et B : acide pantothénique, biotine, acide folique, B12) et permettent à l'organisme de résister plus longtemps à certains régimes carencés. Chez l'homme, il se produit dans la première partie du gros intestin des phénomènes analogues à ceux qui se développent dans le tube digestif des herbivores, mais leur ampleur est moindre. L'activité microbienne attaque la cellulose des aliments cellulosiques assez tendres. Ces derniers permettent ainsi d'utiliser non seulement les matériaux nutritifs ainsi libérés, mais encore les produits de la dégradation de la cellulose elle-même.

Les microbes sont capables de sécréter des enzymes qui dégradent l'amidon, la cellulose, les matières protidiques.

Les glucides subissent un processus de fermentation acide qui s'accompagne de dégagement de CO2. Ils sont transformés en acides organiques divers (acide lactique, acide butyrique, acide propionique, acide acétique, acide succinique) dont une partie est absorbée et utilisée dans le métabolisme.

Les protéines subissent un processus de putréfaction. En fonction de leur structure complexe, elles donnent naissance à des produits variés : ammoniaque, amines, phénol, inode, scatole, hydrogène sulfuré. La putréfaction (contrairement au processus de fermentation) engendre des produits basiques. Les produits de putréfaction sont presque tous plus ou moins toxiques (les ptomaïnes).

Physiologiquement, il existe un véritable antagonisme entre les **fermentations** et les **putréfactions**. Alors que les bactéries de fermentation s'accommodent bien d'un milieu acide, celles de la putréfaction ne supportent pas ces conditions ou tout au moins elles se développent mal dans un tel milieu.

Aussi longtemps que les fermentations acides restent actives dans l'intestin, les putréfactions ne se produisent pas, ou seulement d'une façon insignifiante. Normalement, les fermentations acides débutent dans la seconde partie de l'intestin grêle, s'accumulent dans la partie terminale et atteignent leur intensité maximum dans le cæcum.

Si presque tous les glucides de la ration alimentaire ont été digérés et absorbés avant que le contenu intestinal ne parvienne au cæcum, les putréfactions deviennent vite prépondérantes. Cet inconvénient est facilement évitable. Il suffit que la ration alimentaire comprenne des aliments riches en glucides protégés par des enveloppes cellulosiques (céréales). Les fruits et les légumes, en particuliers les carottes, les pommes, la caroube, permettent de lutter aussi efficacement contre les putréfactions.

Lorsque la masse fécale en voie de formation quitte le cæcum et le côlon ascendant, elle est voisine de la neutralité et ne contient presque plus de glucides utilisables par la flore intestinale de l'homme. Les microbes des fermentations meurent donc progressivement et laissent se développer ceux de la putréfaction. La masse fécale devient alcaline.

Aspects pratiques :

Si le milieu alimentaire est trop acide au niveau du duodénum, la digestion des graisses, et surtout des protéines, reste incomplète. Leur décomposition se produit alors dans l'intestin grêle et dans le côlon, c'est-à-dire trop tard. Dans ce cas, le processus de putréfaction domine sur le processus normal de fermentation, et il se produit constipation et auto-intoxication par les ptomaïnes.

De même, si l'alimentation est trop pauvre en sucres lents, et que presque tous les glucides de l'alimentation sont digérés et absorbés avant le cæcum, le processus de fermentation de protection diminue au niveau du côlon, et celui de putréfaction devient prépondérant.

On voit déjà ici une première indication de l'emploi des sels alcalinisants qui vont stimuler la sécrétion physiologique de l'estomac.

Ainsi, les sécrétions alcalines du duodénum et de ses glandes alcalines se trouvent directement augmentées à partir du mécanisme sécrétoire gastrique.

Mais pour éviter les phénomènes de putréfaction, une correction de l'alimentation est également essentielle.

Tout d'abord, il faut éviter la consommation abusive de sucre blanc qui favorise la prolifération bactérienne au niveau de l'intestin, en particulier une flore colibacillaire génératrice d'acide oxalique.

Il faut également **éviter la consommation excessive de viande**, principale responsable des putréfactions intestinales.

La **mastication** est l'un des actes majeurs du processus digestif. Elle permet de bien débuter la digestion, et surtout celle des protéines. Si les protéines carnées ne sont pas correctement mastiquées, leurs restes non digérés fournissent un milieu de culture à la flore de putréfaction qui se développe trop.

La **consommation de sucres lents et de fibres végétales** constitue un excellent moyen de lutter contre les phénomènes de putréfaction intestinale. Ainsi, la consommation de céréales complètes, peu riches en gluten et, en quantité raisonnable, de fruits (surtout les pommes) à dix heures et seize heures et de légumes (les carottes et la caroube) constitue un moyen efficace de lutter contre les phénomènes de putréfaction dans l'intestin.

Les corps aromatiques qui donnent l'odeur nauséabonde des selles sont le reflet direct de l'importance des phénomènes de putréfaction au niveau du côlon. Ceux-ci donnent naissance à des ptomaïnes toxiques. Le foie les neutralise en les conjuguant, mais lorsqu'elles sont produites en abondance, le foie est surchargé de travail et rapidement débordé. Elles passent alors dans la circulation à l'état non conjugué. La langue prend cet aspect chargé qui témoigne de l'état critique des fonctions hépatiques.

Lorsque l'on constate que la langue est chargée (surtout le matin) et que les selles ont une mauvaise odeur, la pratique d'hydrothérapie du côlon permet d'évacuer rapidement la flore intestinale pathogène et de libérer le foie.

Il convient également **d'alléger le repas du soir**, ce qui soulage l'activité nocturne de détoxification du foie et permet une élimination efficace de la surcharge toxinique.

Sans oublier **le stress** qui est le plus gros producteur d'acidité en stimulant le système nerveux orthosympathique.

Il est indispensable d'avoir une **bonne flore intestinale et un bon état de la muqueuse intestinale** pour avoir une assimilation optimale des nutriments contenus dans l'alimentation au risque d'avoir des carences nutritionnelles responsables de certaines stérilités.

L'équilibre acido-basique du sang

Il est remarquable de constater que, malgré les à-coups de l'alimentation, le pH sanguin reste stable entre 7,36 et 7,42 soit en moyenne : 7,39. Il en est de même pour celui des sécrétions physiologiques telles que la sueur, les larmes, l'humeur aqueuse, le liquide céphalo-rachidien, la lymphe et le liquide péritonéal, qui subissent des variations très faibles.

Pour faire face aux variations acido-basiques liées à l'alimentation, l'organisme dispose au niveau du sang d'un certain nombre de moyens qu'on appelle les tampons plasmatiques et les tampons globulaires, qui regroupent six systèmes de tampons.

Le tissu sanguin est le plus protégé des tissus de l'organisme en ce qui concerne les variations de son pH. Ses six systèmes efficaces et bien organisés lui sont indispensables, car le pH sanguin ne peut varier que dans de faibles limites sans qu'il se produise de graves troubles métaboliques et de la conscience.

En dehors des limites normales, mais extrêmement réduites, du pH physiologique, la vie n'est plus concevable.

Curieusement, le tissu sanguin retiendra donc peu notre attention en ce qui concerne notre sujet. Nous savons qu'il est bien protégé et que les variations de son pH ne peuvent être que très faibles. C'est une nécessité biologique. Or, par le fait même de sa fluidité, le sang est un médium, un solvant, et un transporteur. Il va donc se comporter comme un agent de liaison entre les organes et les tissus, sans être impliqué de manière importante dans les variations de sa composition.

Reins et poumon sont les organes éliminateurs.

L'organisme de l'homme possède deux organes essentiels qui lui permettent de se débarrasser des déchets acides qui résultent de son fonctionnement. Ce sont les **reins** et les **poumons.** Chacun est spécialisé dans l'élimination d'un type particulier d'acide car la structure chimique des acides est différente en fonction du type de nourriture dont ils sont issus.

Certains acides, les acides fixes « non volatils » provenant surtout de la dégradation des protéines animales, aboutissent à des acides minéraux forts qui sont éliminés par les reins. Ce travail est long et difficile, mais le rein est adapté à cette fonction. Son activité est pourtant limitée en quantité, et il ne peut dépasser une certaine capacité d'élimination acide. Il faut donc éviter de le surcharger.

D'autres acides sont plus faciles à éliminer, car ils se transforment en une substance qui a la propriété de « s'évaporer », de se diluer dans l'air. Cette forme d'élimination est donc réservée aux **poumons.** Par les poumons sont excrétés des acides dits « volatils », provenant surtout de la dégradation des protéines végétales, aboutissant à des acides organiques faibles qui sont dissous à l'état libre sous forme d'anions. C'est un travail beaucoup plus facile que le précédent, et qui est couplé avec la respiration. Il s'effectue donc sans effort. De plus le poumon peut aisément adapter sa capacité d'élimination en fonction des besoins de l'organisme.

Il est important de comprendre ces deux mécanismes, car c'est une clé importante sur le plan pratique.

Conséquences pratiques :

Il est aisé de comprendre qu'une nourriture trop carnée ou trop sucrée sera très acidifiante. Une alimentation équilibrée comportera donc surtout des légumes, des crudités, des céréales, des légumineuses et des fruits.

Si nous avons une alimentation trop acide, l'organisme va puiser dans ses réserves minérales alcalines (dans les os, cheveux, tendons, dents...) pour faire en sorte que le pH du sang reste stable, mais si cette situation se prolonge, l'organisme se déminéralise et voit apparaître : ostéoporose, chute des cheveux, tendinites, rhumatismes, problèmes rénaux, fatigue, stress permanent, mort cellulaire et pathologies de tout ordre car les pathologies sévères (cancers) se développent sur terrain acide.

Avant d'en arriver à ce stade, de petits symptômes apparaissent peu à peu et on s'y habitue : perturbation du sommeil (surtout entre une heure et trois heures du matin), constipation, aigreurs d'estomac, mauvaise haleine, urines foncées et malodorantes, inflammations répétées de la sphère ORL, douleurs dans la nuque et les épaules, manque d'entrain, douleurs articulaires et mal de dos, manque de joie de vivre, migraines, syndrome prémenstruel, fragilité au froid...

Les différentes sources d'acidification alimentaire :

- **Les protéines animales** : Elles sont très acidifiantes car leur décomposition donne des acides forts ainsi que des purines (qui se transforment en acide urique, responsable des douleurs articulaires et surtout du mal de dos) et mettent à rude épreuve le foie et les reins pour leur élimination. En dehors de la période de croissance ou d'un travail très physique, le besoin quotidien ne dépasse pas vingt à cinquante grammes de protéines.
- **L'excès de céréales complètes ou raffinées** : Les végétariens ne sont pas à l'abri d'une acidose tissulaire car bien souvent la consommation de céréales est excessive.

  - De plus, le gluten présent dans bon nombre de céréales (blé, épeautre, froment, orge, seigle) tapisse la muqueuse intestinale d'une couche de grosses molécules inassimilables (glu) qui gênent la réabsorption des nutriments. Résultat : un côlon qui ne va plus effectuer son office et va s'irriter donnant colites, diverticules, polypes.

- **Les excitants** : Le café, le thé, le chocolat sont très riches en purine eux aussi !
- **Les sucres raffinés** : La trop grande absorption de sucre dérègle notre système immunitaire et nous affaiblit : nos globules blancs dont le rôle est de tuer les bactéries, sont rendus inopérants très rapidement. (La consommation de sucre est passée de 1900 à aujourd'hui de un kilo à quatre-vingts kilos par an et par habitant !)
  - De plus, l'ingestion de sucre raffiné entraîne des hypoglycémies réactionnelles, responsables de problèmes d'hyperexcitabilité chez l'enfant, troubles de la concentration, fatigue chronique, syndrome prémenstruel chez la femme...
- **Les huiles raffinées** : Par souci de conservation et de rentabilité, elles ont subi un procédé d'hydrogénation qui les rend très encrassantes pour l'organisme
- **Les produits laitiers** : Les acides gras insaturés anti-inflammatoires ont été détruits par la stérilisation à ultra-haute température, il ne reste que les saturés qui sont pro-inflammatoires.
  - De plus, l'organisme perd très vite l'enzyme capable de digérer le lactose et la protéine du lait, la caséine, qui est une molécule très difficile à digérer entraînant intolérances et allergies et une cohorte de troubles que l'on ne met pas forcément en lien avec la consommation de produits laitiers.
  - Préférez les produits à base de lait de brebis voire les laits végétaux.
  - Le calcium se trouvera dans les amandes, les légumes verts, les oléagineux, les figues sèches, le jaune d'œuf...
- **Les additifs, colorants, pesticides, herbicides.**
- **Le chlore contenu dans l'eau du robinet** dont le goût et l'odeur sont parfois très prononcés selon les villes. Le chlore détruit la bonne flore intestinale et va favoriser la mise en place d'une flore pathogène.
- **Le manque d'hydratation** qui favorise l'acidification du corps.
- **Le stress**, énuméré en dernier, mais qui reste le premier agent acidifiant de l'organisme. Très gourmand en minéraux, il déminéralise le corps.

Comment se détoxiner ?

La détoxination progressive : Que l'aliment soit ton médicament disait Hippocrate. Mais des habitudes, des dépendances, des comportements... venant de la tendre enfance font souvent obstacle à une élimination des causes profondes de nos malaises.

Le changement progressif consiste, tout en se tournant vers une alimentation biologique, à :

- Augmenter la quantité de légumes (cinquante pour cent de la ration quotidienne) : prendre l'habitude de démarrer le repas par une grosse assiette de crudités et y associer des graines germées.
- Éviter les excitants (chocolat, thé, alcool, tabac).
- Diminuer les protéines d'origine animale : préférer le jaune d'œuf (basique et contenant tous les acides aminés essentiels) et faire une place aux légumineuses que l'on prendra le soin de faire prétremper avec du bicarbonate de sodium, oléagineux et algues.
- Limiter le pain même complet, les pâtes, préférer le pain de petit épeautre, le riz, les châtaignes, les pommes de terre, le quinoa. Les céréales doivent être germées ce qui évite la présence de gluten : pain essénien.
- Supprimer les desserts en fin de repas et placer les fruits à dix-onze heures et seize-dix-sept heures.
- Supprimer le sucre raffiné et utiliser le sucre intégral de canne (rapadura) ou la stévia, proscrire absolument tous les édulcorants qui leurrent le pancréas et détiennent des substances cancérigènes.
- Ne pas accumuler les associations alimentaires néfastes qui demandent un surcroît de travail à l'organisme et qui perturbent l'élimination et l'assimilation.
- Boire régulièrement de l'eau pure, basique, ionisée entre les repas, éviter pendant les repas et surtout l'eau du robinet chargée en chlore et métaux lourds.
- Prendre régulièrement des sels alcalins et des algues telles que le lithotamne, la klamat, la spiruline.

Vous aurez compris qu'il est important de veiller sur son équilibre acido-basique afin d'optimiser la procréation.

L'endométriose

Elle est le plus souvent diagnostiquée tardivement, de ce fait elle peut se trouver à un stade avancé.

L'endomètre est la muqueuse qui tapisse l'utérus. Sous l'effet des hormones (œstrogènes), au cours du cycle, l'endomètre s'épaissit en vue d'une nidation et s'il n'y a pas fécondation, il se désagrège et saigne. Ce sont les règles. Dans l'endométriose des cellules vont remonter et migrer via les trompes utérines. Ce tissu se développe alors hors de l'utérus et provoque des lésions, des adhérences et des kystes ovariens dans les organes colonisés. Cette colonisation, si elle a principalement lieu sur les organes génitaux et le péritoine, peut fréquemment s'étendre aux appareils urinaire, digestif, nerveux voire pulmonaire.

Elle touche potentiellement toutes les femmes réglées.

L'endométriose est une maladie complexe pouvant revêtir différentes formes selon les femmes touchées ; c'est une maladie hormono-dépendante sous l'influence de l'œstrogène.

Quelle est l'origine de la maladie ? Plusieurs théories existent sur l'apparition de cette maladie, sans qu'aucune n'en explique totalement toutes les formes.

On a ainsi longtemps évoqué le fait que cette maladie concernait surtout les femmes blanches ou érudites ou riches, ou même les trois à la fois. Ces légendes semblent encore trouver un écho aujourd'hui. Il est pourtant évident que la seule explication valable au fait qu'une femme européenne soit plus souvent diagnostiquée qu'une femme africaine par exemple, réside dans la différence des conditions de vie économiques et culturelles.

Les facteurs hormonaux sont la cause la plus acceptée par les instances médicales de cette transformation d'un tissu normal en tissu endométriosique.

Quant à la théorie de la grossesse qui guérit, elle est également mise en cause. En fait, il semble plus réaliste de considérer que la grossesse ne « guérit » pas l'endométriose, mais l'améliore notablement ou préserve d'une dégradation de la situation, offrant une période de rémission.

Qui touche-t-elle ? Toutes les femmes réglées peuvent potentiellement être atteintes. Il n'est pas rare aujourd'hui de voir de très jeunes femmes touchées par cette affection. Et lorsqu'on les interroge, la plupart des femmes atteintes sévèrement par cette pathologie se plaignent d'avoir souffert depuis la puberté de douleurs gynécologiques violentes sans que le médecin n'ait évoqué une possible endométriose.

Les symptômes les plus courants sont les règles douloureuses. Sont très fréquentes les douleurs pendant les rapports sexuels, les douleurs pelviennes et lombaires pouvant irradier dans les jambes ainsi que la difficulté pour uriner.

Ces douleurs invalidantes peuvent entraîner une incapacité totale ou partielle pendant quelques jours, voire, pour les cas les plus sévères, permanente, et nécessiter le recours à des antalgiques puissants et même morphiniques.

La douleur gynécologique doit faire penser en premier lieu à l'endométriose. La douleur liée à l'endométriose peut être continue ou ponctuelle, fonction de la localisation des lésions et des adhérences. Elle est le plus souvent augmentée pendant le cycle. Plus rarement elle provoquera des pertes de connaissance et des vomissements.

Les autres symptômes les plus couramment relevés dans l'endométriose sont :

- Saignements principalement prémenstruels ;
- Fatigue ;
- Diarrhée ou constipation ;
- Troubles digestifs ;
- Brûlure urinaire, sang dans les urines ;
- Lombalgie, sciatique ou cruralgie (douleurs irradiant dans la jambe) ;
- Infertilité : la maladie est souvent révélée à l'occasion d'un bilan de fertilité.

Quels sont les principaux traitements de l'endométriose ?
Il n'existe pas aujourd'hui de traitements définitifs de l'endométriose, même si la chirurgie et l'hormonothérapie peuvent endiguer l'évolution de cette maladie durant plusieurs mois ou années selon les cas.

Si dans de rares cas d'endométriose à un stade infime, une femme peut vivre sans aucun traitement particulier, la plupart du temps un suivi médical à vie est nécessaire. L'endométriose diminue et disparaît généralement après la ménopause, mais doit tout de même être surveillée surtout quand des traitements hormonaux de substitution sont mis en place à la ménopause.

Aujourd'hui, les spécialistes s'accordent pour dire que le traitement de base consiste à bloquer le cycle ovarien, empêchant ainsi la survenue des règles (rappelons que les lésions d'endométriose disséminées sur les organes vont saigner et créer de micros hémorragies en même temps que les règles). Ainsi, donner une pilule en continu ou poser un stérilet libérant des hormones permet à certaines femmes de ne plus souffrir et de vivre normalement.

Lorsque cela ne suffit pas, il convient d'entamer des cures de ménopause artificielle plus ou moins longue Il s'agit de réintroduire un peu d'œstrogènes, sous contrôle médical, pour éviter une privation trop brutale pour l'organisme.

Enfin, le traitement peut être chirurgical si la femme n'est pas soulagée. Cela sera décidé en concertation avec l'équipe médicale, au regard de ce que vit la patiente au quotidien, de ses antécédents et de son désir de grossesse.

L'endométriose vue en décodage biologique : L'endométriose peut être considérée comme un refus inconscient de maternité. C'est souvent le fait d'une femme dont le foyer a été ailleurs (quand elle était enfant) à l'image de cette muqueuse utérine qui a poussé en dehors de l'utérus. Si la famille de cette enfant a été éclatée et qu'elle a été élevée en dehors du foyer familial originel, elle peut, étant adulte, avoir peur que la famille qu'elle va offrir à un enfant ne soit pas assez parfaite ou qu'elle soit éclatée. Bien entendu ceci est inconscient.

Ce qui est plus rarement relaté c'est que derrière chaque endométriose il y a le plus souvent une candidose avec un syndrome **d'hypoglycémie réactionnelle**.

De ce fait, pour traiter l'endométriose, il faut traiter la candidose et l'hypoglycémie réactionnelle. La candidose est une affection très largement répandue, même si toutes les femmes ayant une candidose ne déclenchent pas une endométriose.

L'hypoglycémie réactionnelle quant à elle est due à une déficience de la gestion du sucre par le pancréas. Elle correspond à un état prédiabétique qui peut perdurer sans jamais toutefois forcément déboucher sur un diabète. La gestion du sucre dans le corps suit une sinusoïde. Quand on est fatigué, le réflexe est de manger et souvent des sucres rapides. Quand le cerveau enregistre la présence de sucre dans le sang, l'insuline est sécrétée pour faire entrer le sucre dans les cellules pour leur fonctionnement. Plus on mange de sucre, plus on sécrète d'insuline, plus le taux de sucre dans le sang diminue et ceci engendre un désir de sucre encore plus fort. Plus les courbes de la sinusoïde s'accentuent. Davantage d'insuline est sécrétée jusqu'à ce que le pancréas s'épuise. Soixante pour cent des femmes souffrent de ce syndrome d'hypoglycémie réactionnelle avant et pendant leurs règles, ce qui entraîne des fringales sucrées car la réaction de l'hypothalamus et de la pituitaire à cette baisse de sucre est le désir de manger. Or ces glandes cérébrales sont responsables en amont de la sécrétion des glandes sexuelles. De plus dans ce cas d'hypoglycémie, une sécrétion importante d'adrénaline va être nécessaire, l'adrénaline va faire sortir le sucre en activant la cellule. Insuline et adrénaline sont opposées. L'insuline fait entrer le sucre dans la cellule, l'adrénaline le fait sortir. Ce phénomène entraîne un épuisement des glandes surrénales qui sécrètent l'adrénaline. Or les surrénales sécrètent aussi des hormones sexuelles. Elles sont d'ailleurs chargées de prendre complètement le relais des gonades lors de la ménopause. La consommation de sucre va donc être un facteur perturbant non négligeable des sécrétions hormonales. Quand on sait que le sucre est l'élément le plus favorisant pour la candidose, il devient évident que pour améliorer un syndrome prémenstruel, une endométriose, une ménopause, il est indispensable de ne pas consommer de sucres rapides.

Il faut donc un sevrage complet de sucres rapides pendant une période de vingt-huit jours, en prenant de la vitamine C sans sucre plusieurs fois par jour en petite quantité pour éviter la fatigue, ainsi que du repos. Des plantes qui peuvent aider sont la réglisse, le ginseng, le pissenlit, le céleri, le persil. Penser à prendre également du chrome, du sélénium, du zinc, et de la vitamine B complexe. Il s'agit de casser un schéma de dépendance de fonctionnement des glandes surrénales au sucre rapide, le moindre morceau de chocolat ou de sucre (gâteau, biscuit, bonbon, succédané) mettra à défaut ce processus et le rendre caduc. Un apport en omégas 6 sous la forme d'huile d'onagre est très utile dans tous les cas de syndrome prémenstruel ou d'endométriose. À l'issue des vingt-huit jours de sevrage, la personne est beaucoup moins attirée par les sucres rapides et si cette attirance revient avec le temps, il sera nécessaire de refaire un sevrage.

Les carences nutritionnelles

L'impact de la nutrition sur la fertilité est mal connu et sous-estimé. L'axe hypothalamo-hypophysaire est influencé par la nutrition et les troubles de l'ovulation apparaissent plus facilement en cas de malnutrition. Le surpoids et l'obésité ne cessent d'augmenter dans les pays développés. Le surpoids, le stress, l'anorexie sont pourvoyeurs d'une quantité importante de stress oxydatif qui influencerait toutes les étapes de la chaîne de reproduction. Dans un corps en bonne santé, les radicaux libres et les antioxydants sont en équilibre. La plupart des radicaux libres sont issus de la chaîne respiratoire mitochondriale (centrale d'énergie de la cellule) mais proviennent également de l'environnement : alcool, tabac, café, polluants, stress. Lorsque l'équilibre est perturbé, le stress oxydatif apparaît et, de ce fait, la capacité de défense des antioxydants est dépassée. Une littérature de plus en plus importante s'accorde à reconnaître une responsabilité importante du stress oxydatif sur de nombreux processus physiologiques et pathologiques impliqués dans la reproduction. Les antioxydants non enzymatiques sont le glutathion et ceux provenant de l'alimentation : fruits, légumes essentiellement.

Une étude randomisée en double aveugle avec population de contrôle a montré chez des femmes désirant une grossesse et prenant des compléments multivitaminiques, une augmentation du taux de conception due à l'amélioration de la régularité des cycles.

La vitamine B9 ou acide folique et les vitamines du groupe B : L'acide folique participe à de nombreuses et importantes réactions métaboliques dans le corps en agissant comme coenzyme pour la synthèse de l'ADN et de l'ARN. Or, une partie importante est perdue lors du stockage et de la préparation des aliments et l'absorption intestinale est faible. La supplémentation modifie l'environnement ovocytaire et la qualité embryonnaire morphologique. L'acide folique a un effet antioxydant. Entre autres, la concentration en acide folique est inversement corrélée au risque de troubles de l'ovulation.

Il a été démontré que les vitamines du groupe B pouvaient être impliquées dans les cas d'infertilité dus à des troubles de l'ovulation.

Le sélénium : Ce micronutriment est capital pour la biologie humaine, il existe peu de bonnes sources alimentaires de sélénium en dehors de certains oléagineux. Des études montrent que le taux de sélénium est plus bas chez des femmes ayant eu des avortements récidivants. En pratique vétérinaire on sait depuis longtemps que le sélénium est essentiel pour la réussite de la reproduction.

Le zinc : Présent en grande quantité dans la viande et les fruits de mer, on sait qu'il joue un rôle essentiel dans la synthèse protéique et la transcription de l'ADN. Du fait que la transcription de l'ADN est la partie essentielle du développement des cellules germinales, il joue donc un rôle essentiel dans la reproduction.

La vitamine C : La vitamine C est un composant essentiel dans l'équilibre alimentaire humain. Les trois fonctions majeures de l'acide ascorbique que sont la synthèse du collagène, la sécrétion hormonale et antioxydante peuvent expliquer beaucoup des effets connus de cette vitamine sur la reproduction. L'ovaire est connu depuis longtemps pour être un site d'accumulation d'acide ascorbique, or la plupart des personnes sont carencées en vitamine C.

La vitamine E : Elle protège les membranes des cellules de l'organisme en piégeant les radicaux libres et en empêchant leur propagation agissant en synergie avec les autres systèmes de défense antioxydante de l'organisme.

Les acides gras polyinsaturés (AGPI) : Les acides gras polyinsaturés sont à l'origine, avec le cholestérol, de la fabrication des hormones sexuelles entre autres. De plus les AGPI sont indispensables au bon fonctionnement cellulaire car ils sont les constituants majeurs de la membrane cellulaire et des bons échanges avec le milieu ambiant, ils sont indispensables pour la croissance et les fonctions physiologiques.

Ils constituent les omégas 3 et 6. Les bons omégas 3 animaux sont présents dans les poissons gras (sardine, hareng, maquereau, saumon sauvage, truite de mer). Les omégas 3 végétaux sont présents dans l'huile de colza, de soja, de lin, de chanvre, de noix. Les bons omégas 6 végétaux sont présents dans l'huile de tournesol, de germes de blé, de soja et de maïs. Les AGPI augmentent la mobilité des spermatozoïdes. Attention ! pour être disponibles et efficaces, ces AGPI doivent être issus d'huiles biologiques non raffinées, conservées dans des bouteilles opaques et au frais au risque de rancir très vite. Méfiez-vous des huiles industrielles vendues en supermarché prônant les omégas 3. Une huile raffinée ne contient plus d'AGPI mais seulement des acides gras saturés et transnocifs pour la santé. Une huile non raffinée rancit très vite d'où le conditionnement des huiles nobles en petite contenance.

Le ratio oméga 3/oméga 6 devrait être de 1/5, actuellement il est de 1/20. En effet les omégas 6 de mauvaise qualité sont apportés par l'excès de graisses animales dans l'industrie agroalimentaire (plats cuisinés, huiles raffinées, margarines...) et les mauvaises habitudes alimentaires (viennoiseries, charcuterie, beurre...). Un excès d'omégas 6 est responsable d'une rigidification de la membrane des cellules donc d'un mauvais fonctionnement cellulaire et d'une asphyxie de celles-ci.

La lysine : Un des huit acides aminés essentiels non synthétisables par l'organisme. Une carence en cet acide aminé peut causer chez les deux sexes une stérilité.

Le magnésium : Une large proportion de la population présente une déficience magnésique primaire par insuffisance d'apport. La déficience en magnésium chez la femme est facteur de dysménorrhée et de moindre fertilité.

En résumé, il devient évident que pour mettre toutes les chances de son côté, la femme désirant un enfant depuis un certain temps, devra dans l'idéal :

- Arrêter la cigarette et l'alcool ;
- S'assurer d'avoir une bonne assimilation intestinale : contrôler la présence de candidose, d'intestin poreux ;
- Avoir un équilibre acido-basique le plus parfait possible ;
- Prendre une bonne couverture vitaminique et en oligoéléments : jus de légumes et fruits frais (non pasteurisés et extraits par extracteur de jus), consommer des oléagineux, des fruits de mer ;
- Prendre des compléments alimentaires : spiruline, Klamath, anti-oxydants, jus de grenade, extrait de pépins de pamplemousse, acérola sans oublier le sélénium et la vitamine E ;

- Consommer des poissons gras issus des mers froides et en début de chaîne alimentaire et ne pouvant pas être élevés (qualité des acides gras) : anchois, sardines, maquereaux, saumons sauvages ;
- Consommer des huiles nobles riches en AGPI : carthame, lin, noix, chanvre, colza, périlla, onagre, bourrache. Toutes ces huiles ne supportant pas d'être chauffées il est vital de les consommer crues sur des aliments froids.

Tous ces conseils nutritionnels s'appliquent bien entendu à l'homme pour lequel le spermogramme est défectueux ou pour favoriser la qualité du sperme.

L'alignement structurel et la santé dentaire

Lorsque le manque de fécondité est inexpliqué, ou que ses causes sont « mécaniques », une approche complémentaire et holistique comme l'ostéopathie ou la chiropractie peut favoriser la conception.

Ce n'est malheureusement que lorsqu'ils ont épuisé les ressources de la médecine « traditionnelle » et suivi le parcours des procréations assistées que les couples se tournent vers les médecines naturelles. L'ostéopathe ou le chiropracteur, en complément des traitements médicamenteux, augmente les chances de conception mais peut représenter surtout une solution dans le traitement de l'infécondité en cas d'échec des traitements classiques.

En travaillant sur l'équilibre du corps, l'ostéopathie, la chiropractie, l'étiopathie peuvent donc aider à retrouver l'origine de certains blocages, répondre à de nombreux troubles et donc favoriser la fertilité.

Pour ce thérapeute manuel, il faut que chaque élément bouge librement, que rien n'entrave la vascularisation des tissus et que les commandes nerveuses ne rencontrent aucun obstacle. C'est pourquoi il s'attache à repérer sous ses doigts les « pertes de mobilité » : les blocages et les zones de tension. Avec des manipulations, palpations, des touchers subtils et des étirements, il restaure l'élasticité du corps levant de ce fait toutes les subluxations. Sur les causes d'infertilité d'origine « mécanique », seul un ostéopathe, un chiropracteur ou un étiopathe en levant les blocages mécaniques, pourra résoudre les difficultés de conception. Le manque de fécondité peut être lié à des tensions au niveau gynécologique résultant d'un déséquilibre du bassin ou à des tensions ligamentaires voire musculaires, ou encore à des spasmes de la sphère digestive. C'est parce que l'équilibre du bassin influence la sphère gynécologique, que, par ses traitements, le praticien pourra rétablir cet équilibre. En agissant directement sur la sphère gynécologique il peut rendre la mobilité des ligaments, muscles, os de cette région.

En majorité, ces femmes présentent de nombreux symptômes comme des douleurs lombaires, des règles douloureuses, des dyspareunies (douleurs pendant les rapports sexuels), qui sont aussi des indicateurs d'un dysfonctionnement de l'appareil génital. Cependant elles peuvent aussi ne pas avoir conscience de leurs troubles si aucune douleur physique n'est ressentie. L'ovulation, la fécondation, la nidation dépendent de facteurs sur lesquels le praticien peut intervenir. Il va agir sur la vascularisation de l'utérus et la mobilité des organes génitaux en manipulant son utérus, ses ovaires, pour trouver ce qui bloque... Il cherche ainsi à réharmoniser les structures perturbées afin de rétablir leur mobilité.

Ces troubles peuvent être la conséquence d'une mauvaise position ou d'un déséquilibre du bassin, d'une opération chirurgicale, d'un déséquilibre hormonal, d'un mauvais développement au moment de la puberté, ou bien alors les suites d'une infection (mycose, salpingite...) ou d'un choc émotionnel voire d'un stress répétitif. Avec ses manipulations, le spécialiste peut arriver à assouplir le périnée, redonner de la mobilité aux ovaires, aux trompes et à l'utérus, permettre à la muqueuse d'être plus « apte » à accrocher l'embryon.

Exemple de causes mécaniques dont dépend la mobilité de l'ovaire :

- un juste équilibre entre les ligaments suspenseurs de l'ovaire et de l'utérus.
- l'absence de compression viscérale sus- et sous-jacente, comme une ptose du gros intestin et ou de l'intestin grêle.
- la liberté des ovaires par rapport aux ligaments reliant l'ovaire gauche avec le sigmoïde et l'ovaire droit avec le cæcum.
- la mobilité de l'utérus.
- l'absence d'adhérences ou de cicatrices péritonéales.

Le bon fonctionnement des organes dépend essentiellement de leur bonne vascularisation. Un ovaire immobile est un ovaire qui ne peut remplir ses fonctions, il est donc inefficace, il en va de même pour tous les autres organes génitaux.

L'hypovascularisation de l'utérus, par exemple, rend la muqueuse moins apte à retenir l'embryon. De ce fait, la nidation sera plus difficile, même si la fécondation a eu lieu.

Ce déséquilibre peut aussi venir d'une subluxation de la vertèbre correspondante à l'organe qui est en souffrance. En effet au niveau de chaque vertèbre sortent les nerfs et les artères responsables du bon fonctionnement de chaque organe. De ce fait, une compression nerveuse et/ou vasculaire à la sortie de la vertèbre incriminée met en péril la fonction de l'organe correspondant.

De la même manière, une malposition du bassin chez l'homme entraîne une vascularisation déficiente de l'appareil génital et une moindre production de spermatozoïdes. Chez les hommes dont les spermatozoïdes sont assez nombreux, mais manquent de vitalité, nous avons des exemples de stimulation ostéopathique qui ont marché, travaillant sur la vascularisation, et en agissant sur la prostate.

Le traitement ostéopathique va consister à redonner une mobilité au bassin, à chaque vertèbre et aux organes de la reproduction et favoriser une meilleure vascularisation afin que l'ovulation soit de meilleure qualité et que la nidation puisse se faire.

En matière d'infertilité, sont auscultés tout particulièrement le bassin, le sacrum, le coccyx, les hanches, les viscères, le diaphragme mais aussi la colonne vertébrale directement liée au bassin. Le thérapeute s'intéresse enfin au crâne, car il renferme des glandes endocrines qui sécrètent des hormones indispensables à la fertilité. Il agit donc sur le passage de l'information entre ces organes et les glandes (hypophyse et hypothalamus) responsables de la production d'hormones sexuelles.

Il n'existe pas de protocole standard de prise en charge, validé par des preuves scientifiques. Chaque praticien travaille à sa manière, en fonction de son expérience.

Depuis la parution en 2007 d'un décret encadrant la pratique de l'ostéopathie, les manœuvres gynécologiques internes sont interdites. Seuls les sages-femmes et les médecins formés à l'ostéopathie ont le droit de pratiquer un toucher vaginal ou un toucher rectal.

Malgré cela, l'ostéopathie obtient quand même de bons résultats bien que difficiles à quantifier. On ne compte plus le nombre de témoignages de femmes ayant pu tomber enceinte après une normalisation ostéopathique ou chiropratique. Plusieurs études ont déjà été menées. Parmi les plus récentes, une étude publiée dans *The Journal of the American Osteopathie Association* en octobre 2012, a démontré que pour dix femmes qui rencontraient des difficultés pour concevoir et ont suivi entre une et six séances d'ostéopathie, six sont parvenues à être enceintes dans les trois mois qui suivaient leur dernière séance.

En travaillant sur certains blocages pouvant gêner la fertilité, l'ostéopathie peut être, chez certaines femmes, le « petit plus » qui déclenchera la réussite. Trois profils de femmes sont particulièrement concernés.

- En cas de règles douloureuses (indépendamment d'un problème d'endométriose) ou de cycles très irréguliers. Ces symptômes peuvent résulter de tensions.
- En cas de chocs subis au niveau du bassin ou sur le crâne.
- En cas de traumatisme émotionnel subi.

Vous êtes en cours d'assistance médicale à la procréation (AMP) : l'ostéopathie prépare l'organisme à recevoir l'embryon. Cependant l'ostéopathie n'est pas la solution à tous les problèmes de conception. Faisons un petit tour au niveau des dents.

Quel rapport avec les dents ? Il existe un rapport très intime entre notre dentition, l'occlusion dentaire et l'équilibre de notre corps. Ainsi un déséquilibre dentaire induira indubitablement des compensations structurelles au niveau du squelette. Un foyer infectieux dentaire caché, un défaut d'occlusion dentaire impactent automatiquement la posture et la liberté articulaire générale. Un jour, mon dentiste spécialisé dans les troubles fibromyalgiques me dit qu'en équilibrant la dentition de plusieurs patientes, il leur a permis d'être enfin enceintes alors qu'elles n'y parvenaient pas. Avoir équilibré leur occlusion les avait libérées des tensions au niveau du bassin et décongestionné tout le système vasculo-nerveux de cette région, supprimant de ce fait une souffrance organique.

De plus un foyer infectieux caché peut aussi maintenir le système immunitaire en alerte, ce qui peut empêcher la procréation.

Aujourd'hui en France dix pour cent des couples consultent pour infertilité soit environ quarante mille couples par an. C'est pourquoi l'ostéopathie, la chiropractie ou l'étiopathie doivent impérativement être associées aux protocoles médicaux et accompagner les patients dans leur douloureux parcours. Les couples ont ainsi intérêt à s'engager le plus tôt possible dans un traitement rééquilibrant.

L'énergie des reins et autres méridiens

Les reins détiennent notre énergie ancestrale, notre énergie de vie. Pour soutenir la vie, il faut donc une énergie forte à ce niveau. On mesure d'ailleurs le potentiel énergétique d'un individu à la quantité et la qualité de l'énergie des reins. Que ce soit en médecine chinoise, en kinésiologie, en iridologie, on peut très facilement vérifier cet état de fait. On connaît bien l'expression « avoir les reins solides ». Comment une femme qui a l'énergie des reins faible va-t-elle pouvoir soutenir la vie ? L'énergie des reins est indispensable à la procréation, si elle n'est pas suffisante, la fécondation pourra se passer mais pas la nidation. Dans les cas de fausses couches répetées, on trouvera souvent une énergie des reins déficiente. Il est donc important dans les cas de difficulté à procréer, à penser à l'énergie des reins. Cette dernière, est souvent affectée par les mémoires de mort d'enfant, de fausse couche, d'interruption volontaire ou involontaire de grossesse. Quand on parle des reins, on parle d'eau. Cette énergie peut être tout simplement affectée par un manque d'hydratation et de ce fait un excès d'acidité tissulaire. La première précaution à prendre est donc de boire suffisamment d'eau. Dans le cas d'une difficulté à procréer, la priorité sera de faire vérifier par un acupuncteur ou un énergéticien la qualité de l'énergie des reins des deux partenaires. Cependant l'énergie des reins n'est pas la seule à devoir être considérée. Les kinésiologues connaissent bien le phénomène de la réactivité énergétique : un méridien en faiblesse énergétique va se servir de l'énergie d'un autre méridien mettant ce dernier en déficit énergétique. Ainsi certaines carences énergétiques peuvent passer inaperçues. Des méridiens tels que le triple réchauffeur, le maître du cœur, la rate, le vaisseau conception et le vaisseau gouverneur devront être inspectés.

La déshydratation des organes génitaux

Je suis absolument certain que vous n'avez jamais entendu parler de cela.

Mes organes déshydratés ? Je serais morte ! pouvez-vous penser.

Quand une zone est en souffrance, et souffrance ne veut pas dire forcément douleur, elle est automatiquement en état de déshydratation. Dès qu'il y a souffrance et inflammation, il y a déshydratation. Cependant ce n'est pas parce qu'une inflammation a disparu que l'organe s'est réhydraté. Si la zone gynécologique est en souffrance, par une malposition du bassin, par des affections telles que vaginite, salpingite certaines structures peuvent avoir souffert d'une inflammation qui a laissé une déshydratation. Comment savoir si cela est le cas ?

Il suffit de consulter un kinésiologue ou un iridologue qui testera si un tel désordre est présent.

Chez l'homme

De plus en plus d'hommes ont des spermogrammes défectueux.

Plusieurs causes peuvent être mises en avant.

L'alimentation

Tout ce qui a été dit sur l'acidification du corps et les carences nutritionnelles pour la femme est bien entendu valable pour l'homme.

L'étude de la numération des spermatozoïdes depuis quelques dizaines d'année a montré une baisse de leur production.

Les influences négatives :

- Alcool ;
- Stress ;
- Tabac, cannabis et autres drogues ;
- Surpoids ;
- Produits chimiques (cosmétiques, peintures, vernis, décapants, détergents, pesticides, insecticides), pollution ;

- Certains médicaments ;
- Chaleur locale ;
- Téléphone portable du fait des émissions d'ondes à proximité si le téléphone est dans la poche.

Les influences aidant leur constitution :

- Une alimentation riche en **vitamine B9** : Une carence en folate entraînerait chez l'homme une quantité de spermatozoïdes moins importante et de nombreux dommages chromosomiques. Se trouve dans : levure de bière, foie de poulet cuit, germe de blé, épinards frais, jaune d'œuf, foie de bœuf ou de veau cuits, fenouil, camembert, tomate, laitue, brocolis, flocons avoine, riz non poli, huître, avocat, haricots, banane, thon, thon carotte...
- **La vitamine B8** (biotine) : Minimum 3 ug/jour mais idéalement 6 ug. Elle intervient dans l'action de la testostérone sur la folate ou acide folique et la synthèse des protéines dans les testicules : levure de bière, foie de veau, foie de porc, œufs, flocons d'avoine, champignons, riz non poli, huître, avocat, haricots, banane, bifteck, fraise, tomate, pain complet.
- Une alimentation riche en **zinc** : Plusieurs études ont témoigné d'un effet bénéfique de supplément de zinc sur la production de testostérone et même la mobilité des spermatozoïdes. Se trouve dans les huîtres, le foie (veau, porc, bœuf), germe de blé, pain complet, sésame, bœuf, jaune d'œuf, lentilles, fèves, saumon, thon, crevettes.
- **Le lycopène** (antioxydant présent naturellement dans les tomates, la pastèque, les fruits rouges, la goyave, la papaye... et surtout dans la tomate cuite). Des chercheurs de l'Université de New Delhi ont étudié sur trente hommes âgés de vingt-trois à quarante-cinq ans et souffrant d'infertilité inexpliquée les effets d'un traitement oral de 2 mg de lycopène par jour. Après trois mois, les médecins ont constaté une amélioration de la qualité du sperme chez 67 % des patients, une amélioration de la vitalité et la mobilité des spermatozoïdes chez 73 % des patients. À titre indicatif, 7 mg équivalent à 100 g de tomate crue ou 60 g de sauce tomate.
- **Le manganèse**, essentiel pour la conservation de la santé des testicules.

- **La vitamine B6** augmente la quantité de spermatozoïdes dans le sperme.
- **Le fer** : L'anémie peut nuire à la fertilité.

La pollution électromagnétique

L'être humain est une entité électromagnétique, de ce fait la pollution électromagnétique croissante, l'electrosmog*, modifie nos polarités et affecte notre énergie vitale. Un rapport remis en 2007, le rapport Bioinitiative, mentionne tous les effets secondaires et nuisibles de la pollution électromagnétique. Parmi ces effets est mentionnée la stérilité parmi tant d'autres. Ces champs magnétiques pathogènes modifient les réactions enzymatiques à l'origine de maints processus dans le corps y compris la spermatogenèse.

Que penser de ces jeunes qui passent leur temps devant les écrans d'ordinateur et tous les gadgets reliés et qui ont en permanence le téléphone cellulaire dans la poche de leur pantalon ?

Les effets sont doubles : calorifiques et électromagnétiques, agissant de pair sur les testicules.

La pollution aux métaux lourds

Notre environnement immédiat est de plus en plus saturé de métaux lourds, que ce soit au niveau de l'air que l'on respire ou de l'eau que l'on boit ou des aliments que l'on absorbe. Le développement de la chimie a entraîné une pollution massive des nappes phréatiques et de l'air en métaux lourds et ceux-ci se retrouvent dans notre corps. Ces polluants modifient eux aussi les réactions enzymatiques et les processus cellulaires normaux.

Les toxiques

Alcool, drogue, tabac dont l'influence néfaste n'est plus à démontrer sur la fertilité masculine.

L'énergie des reins

Elle a déjà été évoquée pour la femme, chez l'homme elle est en partie responsable de la vitalité des spermatozoïdes.

Sur le plan psychologique

Chez la femme

Beaucoup de femmes, bien que n'ayant aucun problème physiologique ni problème alimentaire, n'arrivent pas à procréer. Tous les examens ont été faits, tout est normal et pourtant l'enfant ne paraît pas pour autant. Il existe donc bien d'autres facteurs que les facteurs physiques.

L'inconscient peut détenir des raisons qui passent inaperçues pour le conscient, ce qui provoque une distorsion conscient/ inconscient.

Les chocs psycho-émotionnels

Un choc émotionnel enfant, adolescent ou adulte peut engendrer des cristallisations dans le corps, empêchant ce dernier de fonctionner comme il se doit. La perte d'un être cher lors de l'enfance, la violence parentale ou conjugale, une sexualité subie, des attouchements, une enfance difficile que l'on ne veut pas faire revivre à des enfants, la perte d'un travail... peuvent constituer un préjudice majeur qui inscrit une impossibilité transitoire d'avoir un enfant. Cela pourra se débloquer avec un travail thérapeutique ou libérateur adéquat. Dans le processus qu'est la reproduction, l'inconscient en fonction de chaque personne peut mettre un veto afin qu'un traumatisme ne se reproduise pas. Comprenez que l'inconscient n'est pas doté de réflexion, c'est le conscient qui l'est. Selon la charge de détresse qu'il a enregistrée lors d'un traumatisme, il va donner l'ordre « pas de reproduction de ce traumatisme » et ce que l'inconscient décide, le conscient ne peut le dépasser tout seul. Ces chocs émotionnels vont impacter des structures cérébrales comme le thalamus que l'on retrouve sous stress dans beaucoup de stérilités.

Nadine vient avec son mari en consultation, elle a perdu sa mère à l'âge de trois ans et désire plus que tout au monde la venue d'un enfant, comme elle le dit, elle donnera à cet enfant tout l'amour que sa mère n'a pu lui donner du fait de son absence. Le seul problème est que son inconscient ne voit pas la chose de cet œil-là. Par peur que ce scénario se reproduise et que l'enfant reste seul avec le père, il n'autorise pas la venue d'un bébé.

Comprenez que chez certaines personnes l'inconscient peut développer toutes les stratégies pour éviter qu'une situation douloureuse vécue, ne se reproduise même si je vous l'accorde il n'y a pas de raison objective que cela se reproduise. Mais l'inconscient est l'inconscient et fonctionne sur la base de « au cas où ». En effet, après une séance d'hypnose, Nadine prend conscience que sa pire peur serait de laisser cet enfant. Vous allez me dire que cette peur est commune à beaucoup de futurs parents et cela ne les empêche pas de procréer.

Personne n'est pareil, d'ailleurs d'autres personnes ont perdu leur père ou leur mère en étant enfant et pourtant ont pu devenir parents à leur tour mais ce qui est valable pour certains ne l'est pas pour d'autres. Il en est de même pour chaque traumatisme qui peut invalider certaines personnes et pas d'autres.

Une séance a suffi à lever ce veto pour que Nadine puisse enfin porter un enfant.

La fixation mentale

La majorité des femmes n'arrivant pas à procréer vivent ce désir d'enfant comme une priorité absolue induisant une fixation mentale, aussi toutes leurs pensées sont-elles orientées de manière incessante vers ce désir le plus cher à cette période de leur vie. Toute discussion pouvant être perçue autour de la naissance d'un enfant dans leur entourage constitue une vraie souffrance révélant davantage leur incapacité à concevoir. Ainsi de nombreuses femmes s'enferment dans une prison mentale avec pour seule compagne l'attente du bébé. Une planification de l'acte concepteur va se mettre en place pour donner toutes les chances de faire aboutir cette attente insupportable. Tel jour, telle heure, le mâle doit assumer sa fonction fécondatrice transformant un acte d'amour à la base en un acte programmé et dépourvu de spontanéité. Même l'acte amoureux est sous stress puisque toutes les pensées ne sont plus dirigées vers le plaisir mais sur l'obligation absolue que l'accouplement soit efficient. Ainsi toute la vie de ce couple ne devient qu'un stress permanent où le plaisir, la détente, l'évasion n'ont plus leur place.

Ce stress va bloquer davantage les fonctions biologiques de la procréation.

Les ovaires en énergétique sont sous la dépendance du méridien de la rate, or les ennemis de la rate correspondent au sens du devoir trop important (il faut que... je tombe enceinte !) et à l'anxiété (se mettre la rate au court-bouillon). Par conséquent, plus la femme s'enferme dans cette anxiété, plus elle stresse sa rate et par conséquent ses ovaires, éloignant ainsi les chances de procréer.

L'utérus quant à lui est sous l'influence du méridien du maître du cœur qui correspond au plaisir. De ce fait, plus le couple s'éloigne du plaisir, plus le maître du cœur est sous stress, plus l'utérus est sous stress, plus les chances diminuent.

Vous l'aurez compris, il est urgent de défocaliser et de retrouver spontanéité et plaisir dans le couple.

C'est ainsi que de nombreux médecins conseillent aux couples de se détendre (rate) et de partir en vacances (maître du cœur). D'ailleurs de nombreux couples ont pu procréer en étant en vacances pour les raisons qui ont été invoquées. Plaisir et détente doivent être au rendez-vous pour se donner le maximum de chances.

Dire à quelqu'un de ne plus penser à quelque chose qui le stresse est illusoire et inutile. Le couple en souffrance dans cette attente doit se faire aider par des techniques énergétiques ou psychologiques, de détente corporelle.

Sophrologie, massages, hypnose, yoga, tantrisme, tai-chi, qi qong, acupuncture, homéopathie, phytothérapie et bien d'autres techniques peuvent être des aides précieuses pour retrouver le chemin de la détente où le corps pourra pleinement activer ses fonctions biologiques.

Je vous livre ici une puissante technique de défocalisation mentale inspirée par le Dr Eipstein qui permet de dissiper peurs, fixation, et faire confiance à son corps et à sa propre capacité d'autoguérison. Le but est de se reconnecter avec son corps et non plus à son mental. Lorsque l'on vit des moments de tension, cet exercice respiratoire nous aide à acquérir la paix et la sécurité à l'intérieur de nous et créer des stratégies plus efficaces dans notre corps et notre esprit pour améliorer la connexion intérieure et trouver une oasis de paix pour permettre la transformation.

L'exercice utilise trois régions du corps : le haut de la poitrine, le plexus solaire (région de l'estomac), la région du ventre :

- Mettez vos mains l'une sur l'autre et posez-les sur la région du haut.
- Inspirez par le nez et expirez par la bouche en faisant bouger cette partie du corps.

- Portez votre attention sur vos mains et évitez de bouger les deux autres parties inférieures.
- Faites trois cycles respiratoires et glissez vos mains sur la deuxième position (plexus solaire) et opérez de la même manière ainsi que pour la troisième position qui se trouve au niveau du nombril.
- Repérez la région qui bouge le mieux (région de paix) et celle qui bouge le moins (région de tension).
- L'endroit de paix va aider l'endroit en difficulté à se sentir plus en sécurité et donc à amplifier le mouvement dans cet endroit.
- Pour cela refaites trois cycles respiratoires dans l'endroit de paix puis deux cycles respiratoires dans l'endroit qui a besoin d'aide. Pratiquez cet exercice quotidiennement jusqu'à ce que vous sentiez un changement dans cette zone de tension.
- À la fin de l'exercice mettez vos bras le long du corps quelques instants et ressentez si votre corps est différent par rapport au début de l'exercice.

Cet exercice simple en apparence produit des résultats rapides et notoires, répétez-le tous les jours voire plusieurs fois par jour pour défocaliser de toute souffrance.

La cohérence cardiaque peut être très utile aussi ; en effet cette pratique relaxante permet d'équilibrer beaucoup de systèmes physiologiques. Pour cela il suffit de noter sur un moteur de recherche, cohérence cardiaque et vous arriverez sur des sites gratuits où l'on vous proposera cette pratique aux résultats incroyables.

La détente est un élément important de ces différentes disciplines et chaque méthode s'achève souvent sur une relaxation-visualisation.

Le fait de lâcher le désir et l'obsession par la relaxation rend la personne plus disponible en l'aidant à effacer ses peurs, ses souvenirs, ses héritages, qui, en s'inscrivant, dans les tissus, créent le dysfonctionnement.

« Je reste disponible pour mes parents car j'ai pris leur place. »

J'ai reçu de nombreuses femmes en consultation qui n'étaient pas à leur place d'enfant par rapport à leurs parents. Soit parce que la mère a toujours été malade ou dépressive, soit parce qu'elle a traversé une maladie et l'enfant a eu très peur pour elle, soit parce que la mère était déficiente dans son rôle et il y a eu une inversion de rôle. Le même phénomène peut exister avec le père mais il est moins fréquent.

Dans ce cas, cette fille qui a dû veiller ou remplacer sa mère dans son rôle en devenant adulte trop vite peut s'interdire inconsciemment de devenir mère pour rester disponible pour sa propre mère. Ce sera le plus souvent le cas de l'aînée des enfants.

Magali est une jeune femme de trente-deux ans, elle est mariée avec Stéphane, cela fait trois ans qu'ils essaient d'avoir un enfant. Un protocole d'insémination artificielle va être mis en place. Ils viennent me voir avant d'entamer cette démarche. Tous les examens sont bons des deux côtés. Magali veut à tout prix des enfants si ce n'est qu'elle a déjà « deux enfants sans le savoir ».

Sa mère est dépressive, son père complètement immature et coureur de jupons mais n'a jamais quitté le domicile conjugal. De ce fait Magali a toujours eu à cœur de veiller sur sa mère, sur la maison et n'a jamais pu s'appuyer sur aucun adulte.

Je lui demande comment elle voit ses parents, elle me répond comme des enfants ! Je lui demande si elle en voudrait donc un troisième et là un déclic se fait, une lumière dans le regard apparaît et des larmes suivent. Elle éclate en sanglots en me disant qu'elle ne peut pas abandonner sa mère, ses parents. Magali a toujours veillé sur la maison familiale comme une adulte et s'est hyperresponsabilisée vis-à-vis de ses parents qu'elle a toujours considérés comme des enfants, « comme ses enfants ». Un travail a donc été mis en œuvre pour qu'elle retrouve sa place d'enfant et qu'elle libère de l'espace dans sa vie pour accueillir un enfant qui arriva un an après sans procréation assistée.

« Je ne veux surtout pas que mon corps se transforme. »

C'est une cause retrouvée moins fréquemment que la première mais elle mérite d'être évoquée. À la lecture de cette phrase, certaines peuvent s'insurger en pensant que c'est superficiel et puéril d'évoquer de telles raisons mais rien n'est à juger. Chacun a son histoire qui résonne pour lui-même et non pour les autres.

Depuis plusieurs décennies, les femmes sont soumises à un diktat du poids parfait qui les entraîne vers toujours plus de frustrations. Certaines sont plus influençables que d'autres sur ce sujet. Ainsi ai-je pu recevoir en consultation quelques femmes qui voulaient un enfant mais surtout sans prendre un kilo ni avoir aucune vergeture et encore moins les seins qui tombent. Je veux mais je ne veux pas, on appelle ceci l'inversion d'attitude et c'est un puissant saboteur.

Un travail psychothérapeutique est nécessaire pour lâcher ces fixations et réétalonner les priorités.

Marie est une jeune femme qui essaie d'avoir un enfant depuis trois ans mais sans résultat. Tous les examens cliniques sont bons pour elle et son ami. J'ai toujours l'habitude de vérifier le fonctionnement thyroïdien et dans ce cas je trouve au niveau énergétique une thyroïde faible. Je lui demande donc si elle a déjà fait des régimes, elle me répond que surveiller son poids c'est la préoccupation de sa vie. Voici son histoire familiale. Les deux grands-mères de Marie sont des femmes corpulentes. La mère de Marie dans cette peur de ressembler à sa propre mère a toujours eu la phobie de grossir et l'a transmise à sa fille, Marie. Ainsi toute son enfance, Marie a entendu de manière incessante : « Ne mange pas de chocolat, tu vas grossir », « Mange moins, les bourrelets ce n'est pas beau ». Je lui demande donc qu'elle est sa peur en étant enceinte : « De prendre du poids », me répond-elle.

« Pour vous ou pour votre mère ? » je lui demande.

« Pour ma mère, je ne veux absolument pas qu'elle me voie grosse. »

Elle m'a toujours dit qu'elle avait veillé à ne pas prendre plus de poids que nécessaire quand elle était enceinte et m'a aussi toujours répété qu'elle n'avait fait qu'un seul enfant pour ne pas que son corps se déforme au grand regret du père qui voulait deux enfants.

Un travail de détachement de lien et d'annulation des implants mis par l'autorité maternelle a dû être effectué pour que Marie puisse enfin avoir un enfant et pour la petite histoire, elle en a eu deux.

« Que va devenir cet enfant dans ce monde si cruel ? »

C'est un autre cas de sabotage inconscient que j'ai pu rencontrer.

Claire est une consultante qui n'arrive pas à avoir d'enfant, elle a arrêté la pilule depuis longtemps. Tout est parfait sur un plan physiologique. Tous les examens sont bons et j'ai contrôlé tous les autres paramètres tels que déshydratation, hypoglycémie, candidose, il n'y a rien d'anormal. En kinésiologie comme en bioénergie, on peut tester les relations. Ce que je fais. Je teste la relation entre elle et son ami, rien à dire ; la relation entre elle et ses parents, rien à dire ; la relation entre elle et son travail, rien à dire ; la relation entre elle et le monde extérieur et là un stress ressort. Claire veut un enfant mais le confronter à ce monde lui fait peur. Elle me dit qu'elle n'a pas le droit d'imposer à un enfant un monde rempli d'autant d'insécurité, de cruauté et prend alors conscience de la portée de son sabotage. Un gros travail sur les peurs et changer son regard sur le monde en prenant conscience que cet enfant sera assez fort pour affronter la réalité a été nécessaire pour qu'elle se donne le droit d'avoir un enfant.

« J'ai peur que cet enfant à venir bouscule l'harmonie du couple. »

Béatrice cherche à avoir un enfant depuis deux ans avec Christian. Tout est bon aux différents examens. Après discussion avec Béatrice, il apparaît qu'enfant elle s'est beaucoup culpabilisée du divorce de ses parents. Ses parents n'arrêtaient pas de se disputer à la maison au sujet de l'argent, son père reprochait souvent à sa mère de trop dépenser, et surtout pour les enfants, aussi s'est-elle sentie en trop ou une trop lourde charge financière pour le foyer. Pour elle, ses parents se disputaient à cause d'elle. Béatrice a grandi avec cette insécurité et jamais un des deux parents ne l'a rassurée à ce sujet. Elle vit le parfait amour et désire un enfant avec l'homme qu'elle chérit plus que tout. Mais son inconscient a mémorisé que l'on peut se disputer à cause des enfants, que l'enfant peut perturber l'harmonie du couple alors que consciemment elle pense le contraire. Une séance sur cette inversion d'attitude a suffi à lui faire emprunter le chemin de la maternité.

J'ai rencontré aussi des personnes, homme ou femme, qui pensaient clairement, à l'inverse de Béatrice que l'enfant bousculait la vie d'un couple et privilégiait inconsciemment la vie du couple par rapport à la maternité même si le désir d'enfant était là. La peur de ne plus être vue et perçue que comme la mère de l'enfant et de ne plus exister de la même manière aux yeux du conjoint est aussi une cause rencontrée de difficulté ou impossibilité à procréer.

« J'ai peur d'être laissée. »

De la même manière, une femme qui doute de la solidité de son couple peut bloquer de manière inconsciente la possibilité d'être enceinte par peur de la rupture et de rester seule avec l'enfant.

Vanessa consulte avec son mari car depuis deux ans ils essaient d'avoir un enfant. Ses parents ont divorcé quand elle avait deux ans, son père est parti avec une femme plus jeune et n'a plus donné signe de vie la laissant avec son frère et sa mère se débrouiller seuls. Élever seule ses deux enfants a été très dur pour la mère de Vanessa. Vanessa a beaucoup souffert de cette insécurité, de l'absence de son père non fiable et défectueux. Il y a trois ans, elle qui a si peur d'être trahie par l'homme, découvre l'infidélité de son mari. Là c'est le ciel qui lui tombe sur la tête, son enfance lui revient en pleine face. Ils passent à deux doigts de la séparation mais décident de se donner une nouvelle chance et veulent créer une famille. Seulement l'inconscient de Vanessa ne veut pas que la situation qu'elle a vue enfant de sa mère se reproduise et n'autorise pas la grossesse.

« J'ai peur de l'accouchement ! »

Que ce soit la souffrance de ce passage malgré les progrès avec la péridurale, la peur d'un problème sérieux, la peur de perdre l'enfant, ces angoisses prennent racine dans les mémoires familiales ou des choses entendues par la femme quand elle était enfant ou adolescente peuvent conditionner un sabotage inconscient de la maternité. Un travail en kinésiologie ou en hypnose ericksonienne peut dissoudre toutes ces distorsions entre conscient et inconscient et effacer les peurs les plus ancrées.

Jessica a six ans quand elle entend sa tante « fraîchement accouchée » relater son accouchement à sa mère en spécifiant que ce dernier a été une vraie boucherie et dire de surcroît que cela avait été la même chose pour la grand-mère. Ces paroles se sont inscrites au plus profond du cerveau de Jessica qui a littéralement conclu : « L'accouchement c'est une boucherie ! » Depuis deux ans Jessica, trente-deux ans, essaie de tomber enceinte, elle a déjà fait deux fausses couches, elle ne se souvient plus de cette histoire et de ce fait l'accouchement ne lui fait pas plus peur qu'à une autre. C'est un test en kinésiologie qui m'aiguille sur le stress de l'accouchement et l'hypnose qui va faire revenir à la mémoire ce souvenir oublié afin de pouvoir transmuter ce blocage qui libérera chez Jessica la capacité à avoir une grossesse.

« Je me suis occupée de mes frères et sœurs comme une mère. »

Pour ceux et celles qui ont plus de quarante ans, peut-être vous rappelez-vous la chanson de Hugues Aufray, « Céline ».

Cette chanson évoque l'histoire d'une fille qui s'étant sacrifiée pour ses frères et sœurs est restée célibataire. Ce cas de figure n'existe pas que dans les chansons.

Valérie, trente-quatre ans, voudrait un enfant mais n'y parvient pas. En me penchant sur son histoire, je relève qu'elle s'est occupée de ses trois frères et sœurs du fait que ses parents travaillaient beaucoup. Quand je lui demande comment elle voit ses frères et sœurs, elle me répond un peu comme mes enfants. « Un peu ou beaucoup ? » je lui demande. C'est à ce moment-là qu'elle comprend qu'il n'y a pas forcément encore de la place pour un quatrième enfant dans sa vie. Un travail de détachement de ce rôle qu'elle avait adopté lui a permis d'avoir son réel premier enfant.

Le conflit de diagnostic

Certaines femmes ayant de sévères problèmes avec leurs cycles ont pu s'entendre dire par un gynécologue qu'elles n'auraient pas d'enfant. Ceci peut constituer un couperet qui assène une vérité ultime à laquelle la patiente peut se plier durant des années.

C'est le cas de Françoise qui depuis toujours a des cycles qui se déroulent très mal. Quand elle a eu dix-huit ans, son gynécologue lui a dit qu'elle ne pourrait pas avoir d'enfant. Son inconscient a enregistré cette information comme un veto à la possibilité d'avoir un enfant. Cette phrase est devenue une réalité dans la vie de Françoise puisque cela fait plusieurs années qu'elle essaie d'avoir un enfant et ceci malgré deux mariages consécutifs. Toutes les tentatives ayant été vaines et ceci en l'absence de pathologie notoire, elle décide d'adopter. Quelque temps après l'adoption de cet enfant, voilà que Françoise tombe enceinte naturellement alors qu'elle en avait fait le deuil.

Y avait-il des causes cachées à cette stérilité provisoire ? Qu'est-ce qui s'est débloqué ? Nous n'en serons jamais rien, cela venait-il du veto qui avait été posé ? On ne peut pas conclure que cette stérilité venait de ces paroles dites quand elle avait dix-huit ans mais cette histoire nous montre qu'on ne peut pas émettre des conclusions hâtives et que l'avis d'un seul praticien ne peut constituer une vérité absolue car personne ne sait de quoi l'avenir peut être fait.

Chez l'homme

« J'ai peur de ne pas assumer cet enfant. »

Avec l'insécurité sociale et professionnelle croissante, de nombreux hommes ont peur de ne pas assumer financièrement leur famille. Le poids sur leurs épaules peut être ressenti comme trop lourd, la peur du lendemain fait que l'énergie des reins peut être aussi très faible chez un homme. La particularité psychologique des reins est d'assumer la vie sous tous ses aspects (responsabilité, travail, argent…). La peur de ne pas assumer provoque une énergie des reins faible, or l'énergie des reins c'est l'énergie de vie, de ce fait la vie portée par les spermatozoïdes va être faible.

« J'ai peur de ne pas être à la hauteur des attentes de la femme. »

Dans notre société occidentale, le modèle de la paternité est de plus en plus malmené, l'homme doit être de plus en plus à la hauteur par rapport aux attentes et aux exigences féminines. Bon nombre de femmes travaillent et gagnent parfois plus que leur conjoint. Beaucoup de femmes élèvent leurs enfants seules, l'homme n'est donc plus indispensable une fois la procréation effectuée. Ce climat progressif d'un féminisme de plus en plus affirmé et autonome provoque chez certains individus masculins une forte pression qui se reporte à son tour sur l'énergie des reins. Pour peu que l'homme ait eu une enfance avec une mère invasive, autoritaire ou exigeante, cela peut provoquer éjaculation précoce, impuissance ou stérilité.

Les chocs psycho-émotionnels

Tous ceux que l'on a déjà énumérés dans le chapitre sur la femme peuvent bloquer la fertilité masculine de la même manière.

Les mémoires héritées

L'inconscient détient des mémoires en quantité, nous ne sommes pas conscients que nous hébergeons en notre sein ces mémoires qui remontent sur plusieurs générations. Certains appellent ceci les empreintes transgénérationnelles, d'autres les mémoires familiales, d'autres les facteurs hérités.

Nous héritons des histoires de nos aïeux et certaines ont tellement été traumatisantes qu'elles se rejouent dans nos propres vies de façon à s'exprimer pour être nettoyées. C'est comme si dans notre ordinateur central, certains dossiers étaient marqués comme dangereux et l'inconscient fait tout pour éviter que le dossier ne soit à nouveau ouvert et qu'une histoire qui a marqué douloureusement des individus ne se reproduise.

Les mémoires d'IVG et d'enfant mort

Quand un couple vient me consulter, c'est le facteur hérité que je regarde en premier. En fonction de différents facteurs comme le prénom, la place de fratrie, une femme ou un homme peut détenir une mémoire d'enfant mort ou d'IVG voire de fausse couche.

Anaïs porte le prénom de la grande sœur qu'elle aurait dû avoir et qui est morte à la naissance, et vous le devinez, Anaïs n'arrive pas à tomber enceinte. L'inconscient a enregistré cette mémoire via le sentiment de la mère d'Anaïs qui a passé sa grossesse avec la peur de perdre donc sa deuxième fille, ce sentiment s'est donc engrangé dans l'inconscient d'Anaïs. Anaïs ne grandit pas avec cette histoire dans sa tête, à vrai dire elle n'y pense jamais mais son inconscient lui interdit d'avoir un enfant car celui-ci peut mourir, d'autant plus dans ce cas-là puisqu'elle porte le prénom de cette enfant morte.

Tous les cas ne sont pas aussi flagrants que celui d'Anaïs, ces mémoires peuvent remonter à plusieurs générations au-dessus de la personne. Quand une femme détient en son sein une mémoire d'enfant mort ou d'IVG, l'inconscient peut agir en gardien protecteur et fait tout pour qu'un tel scénario ne se reproduise pas, c'est comme s'il protégeait du risque encouru de perdre à nouveau un enfant même si cela s'est produit deux générations avant.

Au niveau énergétique, la sensation est caractéristique, on peut ressentir en bioénergie une zone de densité plus importante au niveau utérin qui correspond à la mémoire de cet enfant décédé comme si l'utérus était occupé par ce « fantôme ».

On ne compte plus aussi le nombre de femmes ayant eu une grossesse naturelle après avoir adopté un enfant. Cela s'explique par les mémoires de premier enfant mort dans les générations au-dessus, l'adoption permettant d'avoir ce premier enfant, l'inconscient de la maman adoptive enregistre de ce fait qu'il y a un premier enfant et qu'il vit. Le blocage inconscient est dépassé, l'interdiction d'avoir un premier enfant qui risque de mourir est levée autorisant de ce fait une grossesse.

Françoise est âgée de trente-trois ans. Avec son compagnon ils ont préparé le nid. Ils travaillent tous les deux, et ont acquis une maison, mais la grossesse n'arrive toujours pas. Le bilan de base est normal des deux côtés. Nous décidons de nous revoir pour refaire le point. Je la rencontre seule et l'entretien conduit à évoquer une histoire de perte d'enfant chez une grand-mère. En psychogénéalogie, on retrouve cette histoire. Sa verbalisation permet à Françoise de devenir enceinte quelques mois après.

Sandra a déjà un enfant de cinq ans et aimerait bien en avoir un autre mais rien n'y fait, tous les examens sont parfaits. Quand ce type de scénario se produit, j'examine dans l'arbre généalogique ce qui a pu arriver aux deuxièmes enfants dans la lignée puisque pour le premier il n'y a pas eu de problème. Il s'avère que dans le cas de Sandra, sa grand-mère a perdu un enfant, le deuxième, et sa mère a fait une fausse couche entre Sandra et son aîné, donc en deuxième place, curieux non ? Quoi qu'il en soit hasard ou répétition, le travail sur cette mémoire a permis à Sandra d'avoir son deuxième enfant.

Les mémoires de femmes mortes en couche

Hugo vient de se séparer, du moins sa femme l'a quitté car elle veut un enfant et il a été diagnostiqué stérile. Il ne sait bien entendu pas pourquoi il est stérile. Quand je le questionne sur son histoire familiale, il me dit qu'il n'a pas connu sa grand-mère paternelle, je lui demande de quoi elle est morte, il me répond que c'est en donnant naissance à son père. De plus il me dit que son père s'est toujours culpabilisé de faire mourir sa mère !

Je demande à Hugo : « Vous comprenez pourquoi vous n'arrivez pas à faire un enfant ? »

Il me répond : « Parce qu'une femme peut mourir en donnant la vie ? »

Son inconscient détient cette mémoire et crée un veto pour que ce traumatisme ne se reproduise pas.

Mais pourquoi le père d'Hugo plus proche du traumatisme puisqu'il l'a vécu a-t-il pu faire un enfant et Hugo qui n'a pas connu sa grand-mère est pénalisé par cette histoire qui ne le regarde pas ? C'est une des lois de la génétique, c'est comme la couleur des yeux par exemple, cela saute une ou plusieurs générations.

Mais ce n'est pas automatique, j'ai eu aussi le cas de Nathalie dont la mère avait failli mourir à la naissance et qui n'arrivait pas à avoir un enfant du fait que sa mère avait failli perdre la vie. Le message dans l'inconscient était là : « Une femme peut mourir en donnant la vie, donc on ne court pas le risque que cela se reproduise. » Dans le cas d'Hugo, je ne sais pas ce que cela a donné car je ne l'ai pas revu en consultation, dans le cas de Nathalie, cela s'est débloqué très rapidement.

Les mémoires d'abandon

Je retrouve ces mémoires très fréquemment dans les cas d'infertilité non expliquée. Le message dans l'inconscient est le suivant : « L'enfant n'est pas permis car il risque d'être abandonné. » Cela peut être un vrai abandon comme une situation vécue comme tel.

Solenne vient me voir après deux FIV qui n'ont pas fonctionné. Sa mère a été élevée dans des familles d'accueil, la grand-mère étant morte très jeune et le père l'ayant délaissé. La mère de Solenne a beaucoup souffert de cette enfance. Aussi a-t-elle reporté ce manque affectif sur sa fille, qui ne s'autorise déjà pas à quitter sa mère. Pourtant, malgré un travail de détachement de cette fidélité à sa mère pour faire sa propre vie, Solenne ne tombe pas enceinte. Après un questionnement plus poussé, Solenne m'avoue qu'en fait elle a très peur que s'il lui arrivait quelque chose, elle ne saurait pas ce que deviendrait son enfant. Étonnamment, l'aveu de cette hantise procura quelques semaines plus tard la joie à Solenne d'être enceinte.

Les mémoires d'abandon dans les problèmes d'infertilité tout comme les mémoires de mort d'enfant sont très fréquentes dans les problèmes de procréation.

Les mémoires de handicap

Rémi vient me consulter, il veut avoir un enfant avec Claire que j'ai déjà vu auparavant et pour qui il n'y a rien à signaler, c'est pour cette raison que j'ai demandé à voir son mari. En remontant dans l'histoire familiale, Rémi a un oncle handicapé à la naissance, c'est son oncle maternel et la mère de Rémi enceinte a toujours eu très peur que son enfant ne naisse handicapé. Rémi porte donc dans son inconscient et sans que cela ne soit ramené à la conscience : « L'enfant peut naître handicapé ». De ce fait, l'inconscient de Rémi empêche la possibilité de faire un enfant pour que ceci ne se reproduise pas. Quand je demande à Rémi s'il avait peur d'avoir un enfant handicapé, il me répond qu'absolument pas, cela ne lui a jamais traversé l'esprit, il a d'ailleurs beaucoup de mal à capter ce que je suis en train de lui raconter. Pourquoi ? Parce que cela se joue dans l'inconscient et que depuis toujours, on ne nous a pas appris à réfléchir comme cela. Un travail sur cet implant maternel a suffi en une séance à permettre à Claire et à Rémi d'avoir cet enfant.

Les mémoires d'abus sur enfant

Un adulte ayant vécu en étant enfant des abus sexuels, de la violence, peut de manière inconsciente s'interdire la procréation de façon à ce que sa descendance à son tour ne subisse ce genre de traumatisme. Il en est de même si cette personne n'a pas elle-même vécu ce traumatisme mais un membre de sa famille dont elle récupère la mémoire.

Laura cherche à avoir un enfant depuis deux ans mais en vain. La première séance permet de mettre en évidence une mémoire de viol, mais ce n'est pas elle qui a vécu cela mais sa mère qui a été abusée très jeune. Elle m'avoue que c'est une peur qu'elle a toujours eue mais sans explication rationnelle. Cette mémoire et cette peur bloquent chez Laura des méridiens indispensables à la procréation. Ainsi son subconscient lui interdit la procréation de façon à ce que sa crainte ne devienne pas une réalité pour son futur enfant.

Deux séances ont suffi à libérer l'impact énergétique de cette mémoire et permettre l'arrivée de l'enfant.

Deux autres cas éloquents

Lisa et Leticia

Lisa est homosexuelle. Elle désire un enfant et opte pour une insémination.

Elle nous consulte pour sa fille, Leticia âgée de huit ans. Leticia a extrêmement peur du bruit lorsqu'il est continu.

Nous découvrons que c'est le bruit entendu lorsqu'elle était, pour reprendre ses mots, « dans le frigo ».

Leticia me parle de son papa, qui pour elle, est dans le frigo aussi.

*Nous attirons son attention sur le fait que ce sont les spermatozoïdes de son papa qui sont dans le frigo et non pas son papa. Que son papa est quelque part sur terre s'il est encore vivant mais que là où on est certains qu'il est, c'est en elle, dans ses gènes. Il est donc tout à fait possible pour elle d'*être en contact avec lui à travers son corps et son cœur.

Lorsque nous analysons l'arbre généalogique de Lisa, nous nous rendons compte que les pères n'assument pas leur paternité ou qu'ils se comportent monstrueusement.

Le père de Lisa après avoir collaboré intensivement avec les Allemands se voit banni de la ville où ils habitent. Il pourra y revenir plus tard pour des raisons économiques et politiques mais à la seule condition que son entreprise soit au nom de son épouse.

L'exil que le père de Lisa a vécu ne semble pas avoir eu un impact lumineux sur lui. Il en est même revenu plus enragé encore. Chaque soir, au souper, il passe son temps à dégueuler sur chacun de ses clients grâce à qui il fait fortune. Ses comportements sont de la même teneur vis-à-vis de son épouse et de ses enfants. Il est infect.

Quant à ses oncles, grands-pères, arrière-grands-pères, ils souffrent tous de dépendance à des substances psychoactives et sont loin d'assumer leur rôle économique. Les épouses sont bien souvent désespérées et expriment fréquemment que si elles n'avaient pas d'enfant elles mettraient un terme à leur vie. Autant dire que Lisa ne porte pas en elle des images de couples heureux et épanouis, d'homme courageux et valeureux, ni d'atmosphère familiale douce et sereine.

Autant de prises de conscience qui lui font comprendre mieux son attrait téléguidé pour les femmes et l'ampleur de sa souffrance d'enfance qui a presque annihilé en elle tout désir de perpétuer la vie sur terre.

Leticia croit d'ailleurs qu'elle a été fabriquée dans le frigo par les médecins.

Nous rappelons à Leticia la présence de l'intelligence infinie présente en toute vie et l'aidons à la ressentir à travers les battements de son cœur et son hypersensibilité.

Nous la reconnectons à l'âme, nous lui rappelons les humains qui ont rendu l'âme autour d'elle et qui ont laissé leur corps sans vie pour monter au ciel.

Nous lui rappelons ainsi qu'elle n'est pas une création des médecins, qu'elle est une création de l'univers, qu'elle est tout comme nous, enfants des étoiles et que nous sommes reliés en tant qu'âme issue de la même source d'énergie du vivant.

Leticia aime cette idée que nous sommes des êtres spirituels expérimentant une expérience d'évolution sur terre. Elle ressent cette idée. Elle écoute corps et âme. Nous percevons dans son attitude corporelle que notre discours a changé sa vision et son ressenti. Un profond soulagement se lit sur son visage. Elle regarde vers le ciel, sourit et part joyeusement courir dans le jardin en appelant les anges.

Les exercices de libérations émotionnelles l'aideront fortement en ce qui concerne la gestion du bruit et l'hyperactivité. Le travail effectué par sa mère, sa grand-mère et sa tante a permis de la libérer d'une grande quantité d'angoisse.

Caroline et Christian

Caroline nous consulte suite à un cancer généralisé. Le point de départ est un cancer du côlon transverse gauche. Nous cherchons à comprendre la métaphore de ce côlon qui en décryptage biomédical attire l'attention sur des conflits au sein du couple en rapport avec les enfants.

Chaque couple de son arbre est teinté de cette atmosphère. Pour commencer, le couple de ses parents. Sa mère ne la désirait pas, elle n'est pas arrivée au bon moment, elle l'a portée sans joie et la mise au monde fut très douloureuse. Leur rapport ne s'est pas amélioré. Quant à son père, il était alcoolique et les rouait régulièrement de coups. Sa mère ne cessait de demander à veiller à mille et une petites choses qui auraient pu faire sortir son père de ses gonds. Les disputes familiales étaient incessantes et Caroline se sentait coupable bien souvent de ce qui arrivait entre ses parents.

Les autres couples de l'arbre étaient loin d'être plus réjouissants. Certains voyaient leur vie de couple disparaître avec la venue d'un enfant handicapé, autiste, souffrant d'une maladie grave... ou parce qu'un mari avait « fauté » et que la maîtresse s'était retrouvée enceinte.

Caroline, après de multiples tentatives avortées d'être enceinte, avait choisi la voie de la procréation assistée. Pour reprendre les paroles de son médecin, la bonne nouvelle, c'est qu'elle y était arrivée, la mauvaise nouvelle, c'est qu'elle était enceinte de triplés.

Le choc fut énorme pour Caroline, elle ne se sentait pas prête à accueillir trois enfants, elle doutait même de devenir une bonne mère capable de protéger son enfant puisque sa mère n'avait pas su le faire à son égard. Son mari la poussa à en supprimer deux. Elle accepta et le gynécologue raya de son ventre deux embryons.

Caroline nous expliquait, combien dix-neuf ans plus tard, elle était toujours meurtrie de ce qu'elle avait laissé faire alors. Depuis dix-neuf ans, elle avait la sensation d'être une mère tueuse et n'avait jamais osé avouer à son fils Christian qu'il n'avait pas été tout seul dans son ventre.

Le couple n'a pas survécu à cet acte. Elle en voulait de trop à son mari de l'avoir poussée dans cette direction.

Elle se rendit compte qu'en fait, aucun des couples qu'elle avait formé n'avait fonctionné et que chacune des relations avait été teintée de gros conflits en lien avec les enfants, les siens ou ceux de ses nouveaux compagnons. Les ambiances devenaient tellement empoisonnées que c'était une question de vie ou de mort pour elle d'y mettre un terme.

Nous aiderons Caroline à contacter la mémoire des embryons qu'elle a portés dans son ventre et à faire le deuil de leur présence. Nous l'aiderons à dépasser l'image de mère tueuse qu'elle a d'elle-même et sa peur d'être rejetée à jamais de son fils Christian si elle lui révèle ce qui fait partie de son histoire.

La prise de conscience que le problème des couples lié à l'interaction aux enfants est présent à de multiples reprises dans son arbre généalogique, la soulage.

Elle n'est pas le problème, il y a un problème qui ne cesse de se répéter depuis des générations.

Le moment est venu pour elle d'en trouver la sagesse et de modifier sa vie en fonction. Le premier pas pour changer le cours des choses est de partager cette prise de conscience.

La rencontre

Comment des facteurs psychiques ou des mémoires dans l'inconscient peuvent empêcher de procréer alors que physiologiquement tout est normal ?

Nous sommes une entité électromagnétique, notre corps est parcouru par de micros courants électriques qui font de nous des êtres polarisés. Ainsi chaque partie de notre corps est polarisée différemment. L'ovule est de polarité dite négative et le spermatozoïde de polarité positive, ainsi l'ovule et le spermatozoïde peuvent s'attirer. Chaque mémoire énoncée précédemment ou chaque contexte psychologique déjà vu va provoquer une inversion de polarité. Ainsi si la femme détient une mémoire bloquante, l'ovule va se polariser positivement, et deux entités ayant la même polarité se repoussent. Si l'homme détient une mémoire bloquante, les spermatozoïdes vont être polarisés négatifs, et il en est de même.

C'est ce qui peut expliquer qu'un couple n'arrivant pas à faire un enfant, quand le couple se sépare, la femme va parvenir à faire un enfant avec un partenaire différent, tout est question de polarité.

Nombre de couples témoignent de la possibilité d'avoir eu un enfant après avoir suivi des soins énergétiques. Le soin énergétique ou le magnétisme agit sur la restauration de la bonne polarité sur l'appareil reproducteur. Pour ma part j'aime bien savoir ce qui au niveau de l'inconscient bloque la procréation mais très souvent le soin énergétique suffit à lui seul à débloquer la situation.

Les moyens alternatifs

Le dialogue avec un gynécologue attentif est indispensable comme cela a été décrit précédemment. Cependant, dès que la conception ne vient pas de façon aisée, nous ne saurions trop vous conseiller d'entreprendre une démarche de soins alternatifs qui ont également leur utilité dans les PMA en potentialisant l'action de cette dernière.

L'acupuncture va s'occuper de détecter les blocages énergétiques qui peuvent être une cause probable d'une infertilité inexpliquée. Grâce à l'application d'aiguilles sur différents points stratégiques, elle va permettre une restauration de la circulation énergétique.

La kinésiologie va permettre, grâce à l'utilisation du test musculaire de précision, de détecter les blocages d'énergie dans le corps et les mettre en lien avec les blocages inconscients et les causes cachées de l'infertilité. C'est la kinésiologie entre autres qui permet de mettre en évidence les mémoires héritées, les traumatismes passés, les sabotages inconscients.

La bioénergie, les soins énergétiques ou le magnétisme.

L'hypnose ericksonienne va permettre de mettre la personne en état modifié de conscience de façon à faire émerger les problématiques et défocaliser les points de fixation mentale, les traumatismes passés...

La relaxation, la sophrologie, le yoga sont d'excellentes techniques que l'on ne recommandera jamais assez pour déstresser le couple et ramener les systèmes physiologiques du corps dans un état de fonctionnement optimal pour favoriser la procréation.

La cohérence cardiaque, visant à mettre tous les systèmes physiologiques en équilibre, est une méthode très facile d'utilisation dont on ne vantera jamais assez les mérites. À pratiquer cinq minutes deux à trois fois par jour.

La psychogénéalogie : Nos ancêtres de manière inconsciente et cellulaire nous ont transmis leurs traumatismes et la charge émotionnelle de leur vécu, même si nous ne les avons pas connus.

L'étude de l'arbre généalogique, en repérant les mémoires d'enfant mort, les IVG, les abandons, les enfants cachés, les abus sexuels, va pouvoir désamorcer les secrets de famille et ainsi libérer la lignée d'interdiction de procréation.

La phytothérapie : Je ne vous conseillerai que trop de vous faire aider par une herboriste ou un homéopathe, cependant à titre indicatif j'ai recensé quelques plantes connues pour aider la fertilité.

L'actée noire est une plante de la famille du bouton d'or qui doit être prise dans la première moitié du cycle de la femme (menstruations-ovulation). Elle relaxe l'utérus et soulage les crampes.

Le Dong Quai : Plante de la pharmacopée chinoise, elle doit être prise dans la première moitié du cycle de la femme.

L'huile d'onagre : Elle stimule la production, la qualité et l'efficacité de la glaire cervicale, nécessaire à la conception. Restaure les déséquilibres hormonaux féminins, c'est un bon régulateur du cycle. Agit aussi comme un anti-inflammatoire.

La fausse Licorne : Doit être prise dans la première moitié du cycle de la femme. Aide à l'infertilité féminine. Réduit les douleurs de l'ovaire.

La feuille de framboisier : Le framboisier est riche en calcium, c'est un tonique utérin. Le framboisier est également une plante intéressante lorsqu'on veut préparer une grossesse, en tisane de feuilles. Toutefois on doit arrêter le framboisier une fois la grossesse en route. Devrait être pris tout au long de l'ensemble du cycle menstruel. Allonge la phase lutéale par le renforcement de la muqueuse utérine, augmentant ainsi le délai dans lequel l'on peut concevoir.

Le trèfle des prés : Plante très populaire en Amérique du Nord pour favoriser la fertilité, le trèfle des prés est très riche en vitamines, protéines, calcium, magnésium. Il pourrait en alcalinisant l'organisme (modifiant le pH du vagin et de l'utérus) favoriser la conception. On consomme en tisane les sommités fleuries.

L'ortie : Nourrit et tonifie l'organisme. En tisane de feuilles, on peut continuer à la prendre pendant la grossesse. L'ortie favorise l'allaitement (plante galactogène).

Le Vitex (Chaste Berry) : Herbe bien connue pour l'infertilité féminine. Devrait être prise tout au long de l'ensemble du cycle menstruel. Corrige les déséquilibres hormones féminins et règle les cycles menstruels. Stimule la glande pituitaire (responsable du contrôle de l'hormone).

Homéopathie : Souvent c'est la glaire cervicale qui pose problème pour la conception, aussi nous vous proposons des remèdes homéopathiques contre le stress :

- Gelsemium 9CH.
- Chamomilla 9CH.
- Passiflora 9CH.
- Lypodium clavatum 9CH (pour les spasmes).
- Alumina 5CH pour la sécheresse vaginale.

Chacun trois granules par jour en dehors des repas.

Pour les hommes

Le ginseng : Cette racine aide la fertilité masculine et l'impuissance. Renforce le système immunitaire. Peut augmenter le taux de testostérone, le désir sexuel, le nombre de spermatozoïdes ainsi que leur mobilité.

Le pycnogenol : Issu de l'écorce de pin maritime, il augmente le nombre de spermatozoïdes. Agit comme un puissant antioxydant qui améliore la qualité et le fonctionnement des spermatozoïdes.

Le Saw Palmetto : Les baies du palmier scie sont excellentes pour l'impuissance masculine, la faible libido et la santé générale de la prostate.

La L-carnitine, le DHA, le zinc et le sélénium augmenteraient aussi le nombre et la mobilité des spermatozoïdes.

Besoin ou envie ?

Quand la grossesse tarde à venir ou que malgré toutes les tentatives effectuées rien n'y fait au point que cela puisse gâcher la vie du couple, il est important de se poser la question si ce désir d'enfant répond réellement à un désir ou à un besoin.

Toutefois même les couples ayant eu des enfants peuvent se poser cette question.

S'il s'avère que c'est un besoin vital, il semble opportun de comprendre ce qui se cache derrière ce besoin, qui dépasse celui de se reproduire.

Il est évident que depuis que l'homme existe sur terre, la pérennité de l'espèce dépend de la reproduction. Se reproduire correspond donc à un besoin impératif pour l'espèce, mais pour ceux qui ne le peuvent pas, comment peuvent-ils gérer ceci ?

Étrangement nous connaissons tous dans notre entourage des personnes n'ayant pas d'enfant, certains le vivent parfaitement car l'envie d'enfant ne s'est pas fait sentir, d'autres le vivent moins bien car ils auraient bien voulu mais ils n'ont pas rencontré le bon partenaire ou ce n'était pas le moment ou bien ce n'était biologiquement pas possible.

Pour ceux qui le désirent ardemment, cet enfant tant attendu, l'est-il pour combler un manque affectif en nous afin de nous nourrir affectivement ou bien est-il seulement attendu pour lui-même ?

Est-il plus important d'avoir ses enfants ou de s'occuper d'enfants ?

Ne puis-je pas m'épanouir dans ma vie même si je n'ai pas d'enfant ?

Ai-je tellement d'amour à donner que seulement cet enfant pourrait éponger ma soif de donner cet amour ?

C'est à chacun de répondre à ces questions qui peuvent aider peut-être à faire le deuil d'un enfant qui n'est pas venu.

Nous terminerons ce chapitre par ces quelques lignes empruntées au prophète de Khalil Gibran.

« *Vos enfants ne sont pas vos enfants.*

Ils sont les fils et les filles de l'appel de la Vie elle-même.

Ils viennent à travers vous mais non de vous.

Et bien qu'ils soient avec vous, ils ne vous appartiennent pas.

Vous pouvez leur donner votre amour mais non vos pensées ;

Vous pouvez accueillir leurs corps mais non leurs âmes ;

Car leurs âmes habitent la maison de demain, que vous ne pouvez visiter, pas même dans vos rêves. »

Conclusion de la deuxième partie

La procréation est bien plus qu'un processus chimique ou hormonal, c'est un processus alchimique faisant intervenir de nombreux facteurs subtils.

Du plan physique au plan psychique en passant par les émotions, la circulation d'énergie, chaque personne est le fruit d'une histoire, il est indispensable de prendre en compte cette histoire quand l'enfant ne paraît pas.

Cette histoire nous l'avons vu remonte souvent à bien plus loin que l'enfance et s'inscrit dans les mémoires familiales, dans les souffrances héritées de nos ancêtres.

La science et la médecine ont à cœur de tout comprendre mais ces dernières ne peuvent expliquer qu'en fonction du stade des connaissances actuelles et du degré d'ouverture de conscience de leurs acteurs. Comment expliquer alors ce qu'il peut se produire sur ces lieux particuliers que l'on retrouve dans le monde entier et où bon nombre de femmes se rendent afin d'avoir un enfant ?

J'ai à cœur de mentionner cette histoire vraie bien entendu : *Sabine est une jeune femme de trente-deux ans, cela fait maintenant deux ans qu'avec son mari ils essaient d'avoir leur premier enfant. Elle a été opérée d'une endométriose et a fait déjà deux fécondations* in vitro *mais sans résultat. C'est à l'issu de ce parcours qu'ils viennent désespérés me consulter sur le conseil d'une amie. Le test kinésiologique met en évidence qu'ils héritent tous les deux d'une mémoire de mort d'enfant en première et deuxième générations, que l'on travaille pour annuler la charge énergétique sur la grossesse désirée. Le temps passe, mais rien ! la fécondation n'intervient toujours pas. Je me donne une dernière consultation pour trouver quelque chose d'autre qui pourrait expliquer cette absence de grossesse. Tous les paramètres physiologiques et énergétiques de la grossesse ont été vérifiés. Pendant la séance où je commence à désespérer, une image me vient avec un nom « Marie Madeleine ». Je ne conscientise absolument pas cet instant et sort de ma bouche la phrase suivante : « Vous devez aller au sanctuaire de la Sainte-Baume prier Marie-Madeleine, elle me donne ce message pour vous. »*

À peine surprise, Sabine me répond qu'elle va s'organiser pour s'y rendre le plus tôt possible.

La consultation se termine et nous ne reparlons pas de ce moment.

Je reste dubitatif de ce qu'il s'est passé ; et si mon imagination l'emmenait sur un faux espoir ?

Le temps passe et j'oublie cette histoire. Quelques mois après, pendant que je m'apprêtais à commencer une consultation, je vois arriver une femme avec un landau, pensant qu'elle s'était trompée. Je quitte momentanément mon patient pour aller au-devant de cette dame que je reconnais alors. C'est Sabine avec dans le landau, le petit Mathieu âgé d'un mois.

« Je vous présente Mathieu, l'enfant de Marie-Madeleine » me dit-elle. « Pardon ? »

« Vous ne vous souvenez pas ? Vous m'aviez dit d'aller à la Sainte-Baume pour prier Marie-Madeleine. »

J'avoue que je ne m'en souvenais pas en la voyant.

« Dans la semaine qui a suivi notre consultation, je suis allée avec ma mère me rendre au sanctuaire de Marie Madeleine. Ma mère devant la statue m'a mis de l'eau dans le cou, j'ai eu soudain une décharge dans le corps et j'ai su à cet instant que j'allais tomber enceinte, ce qui s'est réalisé deux semaines après, je viens donc vous présenter un enfant de Marie-Madeleine. »

J'ai su par la suite que l'énergie de Marie-Madeleine « aidait » les femmes n'arrivant pas à avoir un enfant à tomber enceinte.

Ce cas illustre bien que certaines choses se passent au-delà de notre contrôle et de notre volonté et que nous devons rester humbles devant les mystères de la vie.

Conclusion

Dans un esprit de compréhension optimale, médecine conventionnelle et médecine alternative ont été séparées en deux chapitres distincts. Cependant, il est dans le plus grand intérêt pour le couple désireux d'avoir un enfant qui ne vient pas, de ne rien rejeter dans cette quête. Nous ne recommanderons jamais assez peut-être avant de s'investir dans des traitements lourds de se faire aider par les médecines douces. Nous le rappelons, celles-ci peuvent aussi être d'une grande utilité même dans un processus de procréation assistée médicalement.

Ce livre se veut être un ouvrage d'accompagnement.

Il se veut apporter une connaissance plus large au public confronté à la problématique de l'infertilité.

Il développe la démarche d'investigation habituelle et s'ouvre à d'autres visions de l'infertilité que nous vous conseillons de mener de pair.

La médecine ne le dit pas suffisamment, mais le recours à la PMA n'est pas une garantie de réussite à cent pour cent et nombre de couples restent dans une situation d'échec après avoir tenté ce que la médecine estime être l'ultime recours pour permettre une grossesse. Ces couples qui restent sur la touche, sont souvent après une telle démarche, dans une situation psychologique de fragilité extrême et seuls.

Leur état de fragilité alors, n'est pas pris en charge comme il le devrait après autant de promesses.

Il nous appartient de proposer des recours englobant une prise en charge plus complète des couples et de leurs histoires en développant des démarches communes s'intéressant à l'aspect technique d'une part mais pas seulement. Il est important de mettre davantage l'accent sur le plan émotionnel, énergétique et de façon plus générale prendre en compte les bienfaits de la médecine holistique qui s'intéresse aux liens de l'âme, de l'esprit et du corps pour ensemble se donner toutes les chances de réussite.

Il est essentiel, par ailleurs, pour nous dans le suivi des couples d'être davantage dans l'accompagnement afin de pallier ces éventuels échecs.

Postface du Dr Eduard Van den Bogaert

Laurent rêvait d'une médecine sensitive coopérative comme je l'appelle qui permette aux gens de se guérir naturellement. Sa rencontre avec Yannick l'avait mis en route pour réaliser son rêve.

Mais « la vie continue » et je suis sûr que Laurent, à l'instar du docteur André Luiz, inspiré du livre et du film *Nosso Lar* (notre demeure) de Chico Xavier, poursuivra son œuvre pour faire repasser les couples de la stérilité à la fertilité en conscience.

La stérilité sous toutes ses formes n'est en soi qu'une perte temporaire de capacité de procréer dans un monde devenu complètement stérile et fou.

L'être humain a perdu aujourd'hui le sens sacré et vital de la procréation et de la Vie.

L'homme produit, reproduit et se reproduit techniquement et industriellement en oubliant que la re-production est la base sacrée de la Vie.

L'essence de la re-production c'est de pérenniser son espèce et la Vie.

Or l'homme a dissocié la sexualité de la reproduction par le biais des contraceptions, et la reproduction animale, végétale, micro-myco-bactério-virale de leur production génétiquement modifiée, à des fins industrielles agro-alimentaires ou médico-pharmaceutique.

Les couples stériles sont avant tout des couples hypersensibles consciemment ou non. Ils ne peuvent concevoir de mettre un enfant au monde dans de telles conditions déplorables.

Beaucoup sont désespérés. Or, en décryptage biomédical le désespoir est le signe d'un blocage du thalamus suite à un stress.

Le mot thalamus, vient du grec « *thalamos* » qui signifie « lit nuptial ».

Depuis Descartes, la médecine allopathique scientifique propose des solutions physico-chimiques palliatives sans aucune recherche du But, du Sens et de la Sagesse de la Maladie. La médecine sensitive coopérative ne rejette pas bêtement les apports remarquables de la médecine allopathique, mais elle rappelle que nous sommes des Êtres Sensibles constitués des mêmes poussières (atomes) d'étoiles que tous les êtres des six règnes manifestés du Vivant avec qui nous partageons ensemble cette planète et **coopérons** à la Vie.

Science sans conscience, c'est-à-dire sans ressenti, n'est que ruine de l'âme et stérilité.

Les sciences étudient les (in) capacités des êtres vivants à faire des enfants par exemple dans les environnements donnés.

Elles prennent hélas encore trop peu en compte l'effet qu'engendrent les faits.

Or tous les êtres vivants terrestres sont sensibles aux faits et gestes mais aussi aux émotions, aux genres et aux poids des humains qui traduisent souvent leurs malédictions découlant des méfaits personnels ou de leurs ancêtres.

En médecine sensitive coopérative, on porte un autre regard sur la maladie, le malaise et les accidents.

On les considère comme des **bienfaits** pour permettre des **béné-dictions** (bene-diction = bien dire).

En quoi, la stérilité est-elle alors un **bien-fait** ?

Elle permet de ne pas concevoir un enfant qui encourrait un grand risque de mort, de malformation monstrueuse ou de maladie, dans l'état actuel de sa famille et du monde.

Dans toutes les situations de stérilité déclarées incurables que j'ai rencontrées, j'ai pu découvrir avec les futurs parents les mémoires traumatiques « tues » (guerres, incestes, viols, violences, abandons...), c'est-à-dire qui tuent les bien dire et ces secrets de famille transgénérationnels périlleux, ou personnels.

Mettre les **mots justes** sur les **maux injustes** permet de se libérer des violences humaines stérilisantes.

Pour chaque forme de stérilité diagnostiquée médicalement, il existe une sous-tonalité spécifique de l'inconscient biologique de la stérilité décrit précédemment.

Cette sous-tonalité devra bien sûr être retrouvée partout dans l'arbre généalogique, la périnatalité et la biographie sensitive des futurs parents. En l'absence de cette confirmation, il est judicieux de remettre le diagnostic médical en question et de demander un deuxième avis.

Tech-niquer, c'est contourner le vrai problème de fond du couple pour une procréation médicalement assistée (PMA).

Mais la malédiction familiale non résolue telle une épée de Damoclès, restera suspendue au-dessus de la tête de l'enfant ou sa propre descendance avant de lui tomber dessus.

On peut bien sûr recourir aux PMA avec tous leurs traumatismes d'effets secondaires (réductions médicales des embryons surnuméraires, augmentation du taux de diabète et d'obésité…) pour gagner du temps chez des couples déjà avancés en âge.

Mais une PMA ne dispense en aucun cas d'œuvrer en tant que parents sur le fond pour ne pas « refiler » à son enfant les « merdes » du passé familial.

Hélas, beaucoup de couples devenus parents, s'imposent d'oublier cela et n'œuvrent pas à la guérison véritable de leur arbre généalogique, de leur périnatalité et de leur propre vécu.

La stérilité « monstre » aux futurs parents qu'ils ne sont pas des monstres.

« **Démonstrer** » qu'ils sont porteurs de mémoires de **monstruosité** capables de déclencher des malformations monstrueuses.

La Sagesse de la Stérilité est selon moi, qu'il est important de réaliser que l'origine de nos maux et la réponse adéquate à y apporter est en nous.

Devenir **responsable** de sa vie et de sa guérison spontanée c'est être capable de trouver ses réponses en soi, en coopération avec les autres pour recréer la pérennité du monde.

Lexique

AMP : Aide médicale à la procréation.

Azoospermie : Absence de spermatozoïdes dans le sperme.

Blastocyste : Stade de développement de l'œuf ou la morula se creuse d'une cavité.

Capacitation : Pour le spermatozoïde, capacité que va acquérir le spermatozoïde de féconder l'ovule. Cette faculté est progressivement acquise durant son trajet dans les voies féminines.

Décapacitation : voir « *Capacitation* ».

DES : Distilbène, traitement donné à une certaine époque pour le maintien des grossesses responsable d'anomalie chez la mère, et l'enfant.

Electrosmog : Pollution électromagnétique qui est un effet secondaire indésirable survenant avec tout appareil et câble électrique et électronique.

FSH : Hormone sécrétée par l'hypophyse permettant le développement du follicule ovarien.

Galactorrhée : Écoulement lacté du sein.

GEU : Grossesse extra-utérine.

Hormone : Substance chimique sécrétée par une glande, déversée dans le sang pour aller agir à distance sur un tissu cible où son action va se manifester.

HCG : Hormone sécrétée par le trophoblaste et le placenta après la nidation.

Hypofertile : Fertilité inférieure à la moyenne.

IAC : Insémination artificielle par sperme du conjoint.

IIU : Insémination intra-utérine.

IMC : Indice de masse corporelle, indice mesuré à partir du poids et de la taille et définissant les stades de maigreur, poids normal et surpoids.

ICSI : Injectio intracytoplasmique de spermatozoïde.

LH : Hormone d'origine hypophysaire responsable de l'ovulation.

MST : Maladie sexuellement transmissible, ou **IST** : Infection sexuellement transmise par exemple, chlamydiose, syphilis, sida.

Obseff : Observatoire épidémiologique de la fertilité en France.

OAS : Oligoasthénospermie, nombre de spermatozoïdes insuffisants et peu mobiles.

PMA : Procréation médicalement assistée.

Système nerveux autonome : Partie du système nerveux responsable des automatismes non contrôlés, comme la respiration, la contraction cardiaque, la digestion.

Synéchie : Accolement anormal plus ou moins complet entre deux éléments anatomiques normalement indépendants. Par exemple, accolement des parois de l'utérus, gênant la physiologie de l'endomètre.

Varicocèle : Varice des veines du testicule.

Bibliographie

Blanc Bernard et Boubli Léon, *Gynécologie*, Edisem, 1988.

Fernandez Hervé (dir.), *Traité de gynecologie*, Flammarion médecine-sciences, 2005.

Kamina Pierre, *Anatomie gynécologique et obstétrique*, quatrième édition remaniée, Maloine, 1984.

Maciocia Giovanni, *Le diagnostic en médecine chinoise*, Éditions Satas, 2006.

Poncelet Christophe et Sifer Christophe (dir.), *Physiologie, pathologie et thérapie de la reproduction chez l'humain*, Springer, 2010.

Van den Bogaert Eduard, *HomSham* : l'homéopathie sensitive, Éditions Quintessence, 2013.

Vérité Yannick, *La santé sur tous les plans : Guide pour l'harmonie et la santé parfaite*, Éditions Quintessence, 2016.

Vérité Yannick, *Le héros c'est vous ! : créez une vie heureuse grâce à la force 4G* +, Éditions Persée, 2015.

Table des matières

Dépôt légal : avril 2016 N° imprimeur : 041654398

Imprimé en France par Présence Graphique - Monts